Maurer/Krainz

Wenn die Liebe Kummer macht

Birgit Maurer, Dieter Krainz

Wenn die Liebe Kummer macht

Beziehungsleid und Trennungsschmerz:
So kommen Sie drüber hinweg

Orac

www.kremayr-scheriau.at

ISBN 978-3-7015-0536-4

Schutzumschlaggestaltung: Kurt Hamtil
unter Verwendung einer Illustration von
iStockphoto.com/SpiffyJ
Grafische Gestaltung und Satz: Gerald Waibel
Lektorat: Doris Schwarzer
Druck und Bindung: Druckerei Theiss, St. Stefan i. Lavanttal

Inhalt

Dieses Buch ist all jenen Menschen gewidmet,
die am Kummer mit der Liebe leiden
und einen Ausweg suchen.

„Die Liebe stirbt nie einen natürlichen Tod. Sie stirbt, weil wir das Versiegen ihrer Quelle nicht aufhalten, sie stirbt an Blindheit und Missverständnissen und Verrat. Sie stirbt an Krankheiten und Wunden, sie stirbt an Müdigkeit. Sie siecht dahin, sie wird gebrechlich, aber sie stirbt nie einen natürlichen Tod. Jeder Liebende könnte des Mordes an seiner eigenen Liebe bezichtigt werden."

(ANAÏS NIN)

Vorwort

Meine prägendste Erfahrung zum Thema Liebe machte ich bereits im zarten Alter von sechs Jahren. Meine Sitznachbarin in der Schule erzählte mir, dass ihre Eltern geschieden seien.
„Geschieden? – Was ist denn das?“
Sie klärte mich mit knappen Worten auf: „Das ist, wenn Mama und Papa sich nicht mehr lieb haben und der Papa dann auszieht!“
Vollkommen irritiert ging ich nach Hause und fragte meine Eltern, ob sie sich lieb hätten und wir alle für immer zusammenbleiben würden. Sie sagten zwar „Ja, natürlich“, aber ihre Blicke sagten etwas ganz anderes, was ich damals jedoch noch nicht verstand. Ich spürte ein mulmiges Gefühl in der Magengegend. Dieses Gefühl sollte mir in meinen eigenen Beziehungen ein wichtiger Wegbegleiter werden.
Es folgten spannungsreiche Jahre, bis ich im Teenageralter mit der Trennung meiner Eltern konfrontiert wurde. Ich spürte die Seelenqualen meiner Eltern nicht nur während der Trennungsphase, sondern auch schon einige Jahre davor. Jeder von uns führte seinen eigenen Kampf. Ich machte meine eigenen ersten Erfahrungen mit der Liebe. Diese teilte ich mit meinen Freundinnen. Abwechselnd waren wir mit Suchen, Finden, Trennen und Verarbeiten von Liebesgeschichten beschäftigt.
Mit 17 Jahren hatte ich meinen ersten großen Liebeskummer nach einer Trennung, aber auch die Zeit während der Beziehung war sehr schmerzhaft. Ich kann heute nicht mehr sagen, was schlimmer war: die konfliktreiche Beziehung oder die Trennung.
Eines war mir aber sehr schnell klar: Kummer mit der Liebe trifft jeden von uns, sobald wir uns auf die Liebe einlassen. Nicht erfüllte Erwartungen, Enttäuschungen, mangelndes Verständnis, Konflikte in vielen Lebensbereichen – die Schattenseiten der Liebe sind vielfältig.

„Die Hölle ist kein Ort, sondern ein Zustand!" Von vielen Menschen mit Liebeskummer konnte ich ähnliche Sätze hören. Mir wurde sehr früh klar, dass ich zukünftig Menschen aus diesem Zustand begleiten und einen heilsamen Beitrag leisten möchte. Nach jahrelanger theoretischer Ausbildung und reichlich praktischer Erfahrung war es dann im August 2008 so weit. Die erste Liebeskummerpraxis Österreichs wurde in Wien gegründet. Zur selben Zeit lernte ich Dieter Krainz kennen, der meine Meinung bezüglich Existenz und Auswirkungen von Liebeskummer teilt, womit die Idee für ein gemeinsames Buch geboren war.

BIRGIT MAURER

***

Erste Erfahrungen damit, dass mit Verliebtheit und Liebe auch großer Kummer einhergehen kann, habe ich bereits im Volksschulalter über das Medium Radio gemacht. Die deutschsprachigen Schlager, die zu hören waren, handelten hauptsächlich von Liebe, Sehnsucht, Trennung, Schmerz und Trauer. Ich wollte die bedauernswerten Interpreten darüber informieren, dass es außer Liebe und Herzschmerz auch noch andere wundervolle Dinge auf unserer Welt gibt, wie etwa Fußball, Leichtathletik oder gute britische Rockmusik.
Wenn es im Fernsehen einen Western zu sehen gab, in dem ein echter Held vorkam, machte eine Liebesgeschichte den gesamten Film uninteressant. Wie kann sich ein richtiger Held nur in eine Frau verlieben und damit dem Film die Spannung nehmen und ihn ruinieren? Ein Held hat Wichtigeres zu tun, als um eine Frau zu kämpfen, Walzer zu tanzen, zu heiraten und zu allem Überdruss auch noch Liebeskummer zu haben. Ein wahrer Held hat für derart unwesentliche Dinge keine Minute Zeit zu verschwenden.
Im Teenageralter kam es zu spannenden und aufregenden Begegnungen mit Mädchen, die zwischen Nervosität, Unsicherheit und

Lust hin- und herpendelten. Im Laufe der Zeit habe ich auch erfahren, was Liebe und Liebeskummer imstande sind auszulösen und anzurichten.

Als meine Kollegin Birgit Maurer im Sommer 2008 eine Liebeskummerpraxis eröffnete, gratulierte ich ihr zu dieser Entscheidung. Ich war von dieser Idee sofort begeistert, denn in unserem Kulturkreis, in dem anstelle von „Lebenspartner" immer häufiger der Begriff „Lebensabschnittspartner" eine Rolle spielt, war die Einrichtung dieser Liebeskummerpraxis meiner Meinung nach unbedingt erforderlich.

Da ich selbst Psychologe bin und laufend mit unterschiedlichsten Menschen zu tun habe, erfahre ich von vielen, was sie bewegt und welche Sorgen sie mit sich herumtragen. Manche Personen erzählen außerordentlich schöne Liebesgeschichten aus ihrem Leben, andere wiederum machten hauptsächlich negative Erfahrungen mit der Liebe. Etliche davon leiden bereits seit Monaten unter einer Trennung von ihrem Partner und könnten mit professioneller psychologischer Unterstützung rascher aus ihrem elenden seelischen Zustand befreit werden.

In diesem Buch erzählen wir einige Geschichten, die von Beziehungen und Trennungen handeln. Um die Anonymität der interviewten Personen zu wahren, wurden sämtliche Namen, das Alter, die Berufe sowie andere soziodemografische Daten geändert.

Sehr am Herzen liegt uns auch die Gleichbehandlung von Frauen und Männern. Wenn in unseren Textpassagen ab und an nur die männliche Form verwendet wird, dient dies lediglich der besseren Lesbarkeit.

DIETER KRAINZ

Einleitung

„Es gibt kaum ein Unterfangen, das mit so ungeheuren Hoffnungen und Erwartungen begonnen wird und das mit einer solchen Regelmäßigkeit fehlschlägt wie die Liebe!“

(ERICH FROMM)

Beim Kummer mit der Liebe handelt es sich um einen emotionalen Ausnahmezustand, der Angst, Trauer, Verzweiflung, aber auch Wut, Hass und Krankheiten auslösen kann.

Betroffen sind sowohl hetero-, homo- und transsexuelle Frauen als auch Männer aller Altersgruppen. Unabhängig davon, welche Schul- oder Berufsausbildung wir absolviert haben, der Kummer mit der Liebe macht vor keinem von uns halt. Dennoch ist dieses Thema schambehaftet und wird häufig als Teenager-Krankheit belächelt. Zu Unrecht, denn Liebeskummer trifft Erwachsene ebenso.

Wenn es um das Thema Liebe geht, unterscheiden wir Menschen uns doch recht beachtlich voneinander. Was für den einen gut genug ist, ist für den anderen wiederum völlig indiskutabel. Manche Menschen verlieben sich in ihrem Leben nur ein einziges Mal, andere wiederum mehrmals im Jahr. Viele sind der Meinung, es ist besser sich zu verlieben, auch auf die Gefahr hin, alles zu verlieren, als dieses Gefühl der Verliebtheit niemals kennenzulernen. So auch Alfred Lord Tennyson: „'Tis better to have loved and lost than never to have loved at all.“

Viele positive Dinge, die die Liebe bewirken kann, sind uns bekannt, wohl aber auch, was sie mitunter imstande ist, Negatives anzurichten.

Das Thema Liebe rangiert in unserem Leben eindeutig auf Platz eins. Kunst, Kultur, Literatur, Zeitschriften, Filme und andere Medien aller Art beschäftigen sich damit. Menschen beeindrucken mit ihrer Biografie oder ihrer Leistung, aber in Erinnerung bleiben sie meistens mit ihrer Liebesgeschichte. Nichts ist so berührend, schockierend oder desillusionierend wie das Liebesleben eines Menschen.

Was aber passiert mit uns, wenn wir mit der Liebe auf Kriegsfuß stehen, sei es in einer Partnerschaft, am Ende einer Beziehung oder als Single? Wer kümmert sich um jene Menschen, die ihr Liebesleben einmal genauer unter die Lupe nehmen und sich nicht gleich in die nächste Partnerschaft stürzen wollen? Wer kümmert sich um Menschen, die eine Weile stehen bleiben möchten, um eine Pause zu machen?

Dieses Buch soll einen Beitrag dazu leisten, das Thema „Liebeskummer" zu enttabuisieren und salonfähig zu machen. Wir wollen mithilfe vieler Fallbeispiele aufzeigen, dass nicht nur Menschen in Trennungssituationen an Liebeskummer leiden, sondern auch jene, die sich auf der Suche nach Liebe befinden oder glauben, sie bereits gefunden zu haben. Jeder von uns, der sich auf die Liebe einlässt, wird irgendwann auch mit dem Kummer Bekanntschaft machen.

Der Kummer mit der Liebe setzt ein Stressprogramm für Körper, Geist und Seele in Gang und macht vor keinem von uns halt. Dieses Buch soll eine Hilfe sein, um den Kummer mit der Liebe bewältigen zu können, eigene Anteile sichtbar zu machen, Verantwortung zu übernehmen und die Selbstliebe zu stärken.

Der Schwerpunkt in diesem Buch liegt auf der partnerschaftlichen Liebe, auch wenn wir nicht unerwähnt lassen wollen, dass Kummer mit der Liebe auch in Familien- oder Freundschaftssystemen auftreten kann. Ein massiver Konflikt in der Familie oder der Verlust der „besten Freundin" bzw. des „besten Freundes" können genauso ein Stressprogramm in Gang setzen, wie es beim Kummer mit der Liebe in klassischen Partnerschaften entsteht. Kummer mit der Liebe kommt auch häufig in sogenannten „Patchwork-Familien" vor. Hier handelt es sich um Familiensysteme, in denen mindestens einer der Partner ein oder mehrere Kinder in die neue Beziehung mitbringt.

Wir sind der Auffassung, dass es sich beim Kampf am Kriegsschauplatz der Gefühle um einen sehr komplexen und individuellen Leidensprozess handelt, der keinesfalls mit irgendwelchen „Zehn-Schritte-Programmen“ oder Pauschalratschlägen in kurzer Zeit bewältigt werden kann. Einfach ausgedrückt: Gegen Liebeskummer gibt es kein allgemein gültiges Rezept mit hundertprozentiger Erfolgsgarantie!
Aber es gibt etwas, das Sie tun können, um den Kummer mit der Liebe schneller zu überwinden: Stärken Sie Ihr Selbstwertgefühl und beginnen Sie sich selbst zu achten und zu lieben. Aufgrund von Selbstliebe werden Sie unabhängiger und widerstandsfähiger gegenüber Beziehungsleid. Wie es funktionieren kann, zeigen wir in diesem Buch anhand von Denkanstößen und Lösungsstrategien.

Kapitel 1

Liebeskummer – Die größten und gängigsten Irrtümer

Liebeskummer ist eine Teenager-Krankheit!

Nein, ganz und gar nicht! Liebeskummer kann Menschen in jeder Altersgruppe treffen, niemand bleibt verschont. Denken Sie an Trennungen, Scheidungen, Dreiecksbeziehungen, One-Night-Stands, Unvollkommenheiten des Partners oder der Partnerin oder auch an eigene Unvollkommenheiten und den Tod des Partners.

Ich lebe in einer Partnerschaft, deshalb betrifft mich Liebeskummer nicht!

Falsch! Der Kummer mit der Liebe macht auch vor bestehenden Partnerschaften nicht halt. Andersartigkeit, unterschiedliche Erwartungen und Pläne, Gewohnheiten, aber auch die jeweilige Entwicklung zweier Menschen bringen immer wieder Konflikte und Kummer mit sich.

Mit Liebeskummer muss jeder selbst fertig werden!

Ganz falsch! Der Liebeskummer ist ein Stressprogramm für Körper, Geist und Seele. Er kann uns aus der Bahn werfen wie kaum eine andere Problemstellung in unserem Leben. Unser Selbstwertgefühl rast in den Keller, unser Kopf scheint zu explodieren, weil er sich mit Gedanken und Fragen quält, und unser Herz scheint zu zerbrechen. Wir sind nicht mehr derselbe Mensch – weder in der Verliebtheit noch im Kummer. Mit diesem ernstzunehmenden Problem ist es sinnvoll und legitim, fremde Hilfe in Anspruch zu nehmen.

Die beste Therapie ist eine neue Liebe!
Vorsicht! Vom ersten Kennenlernen über die Verliebtheits-Phase bis hin zu einer tragfähigen Partnerschaft mit Zukunftsperspektive braucht es in den meisten Fällen etliches an Zeit. Also bitte nehmen Sie sich für das Beenden einer Beziehung ebenso genügend Zeit, um diese zu verarbeiten und abzuschließen, um danach auch wirklich gestärkt und frei ein Singledasein bzw. eine neue Beziehung eingehen zu können.

Erfolg, Bildung und Attraktivität schützen vor Liebeskummer!
Ganz und gar nicht! Zahlreiche Zeitschriften profitieren vom Liebeskummer der Schönen und Reichen. Auch ein Universitätsabschluss schützt vor dem Kummer mit der Liebe nicht.

Ich binde mich nicht fest an einen Menschen und erspare mir auf diese Weise den Kummer!
Vorsicht Falle! Wenn Sie nur oberflächliche Beziehungen eingehen, bietet diese Einstellung eine gewisse Zeit sicher eine abenteuerreiche Abwechslung, aber irgendwann holt auch diese Menschen der Kummer ein, weil vielleicht doch einmal Amors Pfeil mitten ins Herz trifft und der geliebte Mensch möglicherweise nicht dieselben Gefühle hegt.

Ich gehe gar keine Beziehung ein und erspare mir damit Liebeskummer!
Falsch! Auch wenn Sie gänzlich alleine bleiben und auch sexuelle Kontakte meiden, können mit fortschreitendem Alter immer wieder Zweifel hochkommen. Ein Leben ohne Zärtlichkeit, Liebe und Geborgenheit heißt in vielen Fällen auch, ein Leben mit reichlich Einsamkeit und wenig Zuwendung verbringen zu müssen.

Männer leiden nicht so intensiv an Liebeskummer wie Frauen!
Definitiv falsch! Männer leiden schweigender und stürzen sich vermehrt in verschiedene Aktivitäten – Sport, Hobby, Karriere.

Kein Wunder, Buben werden vielfach mit Sätzen wie „Ein Indianer kennt keinen Schmerz“ groß. Mutig sollen sie sein, risikobereit, stark und ein Fels in der Brandung. Daher ist es wenig überraschend, dass Männer eher zurückhaltend mit ihrem Schmerz umgehen und ihn nicht bei jeder Gelegenheit in die Öffentlichkeit tragen.

Gute Sexualität schützt vor Liebeskummer!

Bedingt! Sexualität kann zwei Partner sehr stark miteinander verbinden, aber sie ist nur eine von mehreren Säulen, auf die sich eine Partnerschaft stützt, wenn auch eine sehr wichtige. Sexualität ist nicht in der Lage, Gespräche, Werte und andere Gemeinsamkeiten zu ersetzen. Ebenso wenig kann ein perfektes Miteinander ein defizitäres Sexleben ausgleichen.

Homosexuelle Menschen leiden weniger stark an Liebeskummer!

Vollkommen falsch! Hier gibt es dieselben Konfliktthemen wie in jeder anderen Partnerschaft auch – Eifersucht, Treue, Familienplanung, Einsamkeit, Partnersuche etc. Homosexuelle Menschen können ebenso großen Kummer mit der Liebe haben.
Daneben gilt es noch gesellschaftliche, familiäre und berufliche Herausforderungen zu meistern: Coming out in der Familie, im Freundeskreis, oftmals eine berufliche Schlechterstellung bei Bekanntwerden der Homosexualität und gesellschaftliche Diskriminierung. Das Zeigen von Gefühlen in der Öffentlichkeit ist für heterosexuelle Menschen selbstverständlich, homosexuelle Menschen hingegen zeigen aufgrund schlechter Erfahrungen diesbezüglich oftmals ein Vermeidungsverhalten.

Zehn Schritte und ich bin den Liebeskummer los!

Leider nein! Es gibt kein Zehn-Schritte-Programm – weder für die Partnersuche noch für das Beziehungsleben, und schon gar nicht für deren Ende. So wie jede Liebesbeziehung einzigartig ist, ist auch der Heilungsprozess sehr individuell und intim. Pauschalratschläge können zwar Denkanstöße bieten, aber bitte achten Sie auf Ihr Gefühl. Sind Empfehlungen förderlich oder üben sie sogar noch mehr Unbehagen aus? Was für den einen Menschen hilfreich und heilsam ist, kann für jemand anderen möglicherweise völlig ungeeignet sein.

Die Zeit heilt alle Wunden!

Vorsicht! Zeit ist ein wesentlicher Faktor beim Thema Liebe – in jeder Phase des Liebes-Zyklus. So wie das Wachsen der Liebe viel Zeit und Pflege in Anspruch nimmt, braucht es gerade auch am Ende einer Liebe viel Selbstfürsorge, Trost und Zuwendung, um den Seelenschmerz zu verarbeiten. Vergleichen wir das mit einer Wunde. Einerseits können Sie passiv abwarten, bis die Wunde heilt, andererseits können Sie Ihre Verletzung mit unterschiedlichen Mitteln behandeln und die Heilung somit unterstützen und vorantreiben. Heilung heißt hinschauen, das Leid und den Schmerz wahrnehmen und versorgen und damit leben lernen, die schmerzlichen Erfahrungen und Erlebnisse in die eigene Lebensgeschichte integrieren und Frieden schließen.

Kapitel 2

Was ist Liebe?

Definitionen von Liebe

Jeder will sie! Jeder kennt sie! Jeder spricht über sie, aber keiner kann sie wirklich erklären. Viele von uns scheitern an ihr. Seit jeher stellt die Liebe eines der existenziell wichtigen Themen unseres Lebens dar und sorgt für enormen Gesprächsstoff. Aber was ist mit „Liebe" eigentlich gemeint? Gibt es die wahre, tiefe Liebe überhaupt?

Stellen wir unseren Mitmenschen die Frage, was sie unter Liebe verstehen, erhalten wir vielerlei Antworten wie

- geliebt werden
- Glück mit einem anderen Menschen teilen
- Verständnis und Vertrauen
- für jemand anderen da sein
- Herz und Seele offenbaren
- den Partner annehmen, wie er ist
- (totale) Geborgenheit
- gemeinsames Atmen
- Gnade und Glück
- Respekt
- für immer und ewig zusammen sein
- Nervenkitzel
- Austausch von Zärtlichkeit
- starke Zuneigung
- erfüllender Sex

Liebe wird als größtes Ereignis gesehen, das einem widerfahren kann, wenn etwa zwei Seelen im Begriff sind, miteinander zu verschmelzen. Wahre Liebe bedarf auch nicht vieler Worte – sie hüllt Dich ein und hält Dich warm, sie kommt einer schützenden Decke gleich.

Zumindest bedeutet Liebe etwas Positives. Die Verliebtheit ist ein wundervoller Zustand, eine weltbewegende Erfahrung, begleitet von einem himmlischen Gefühl.
Obwohl wir nicht ganz genau sagen können, was Liebe ist, sind wir dennoch bestrebt, den Begriff „Liebe“ zu definieren und zu begreifen. Manche Menschen verstehen von dieser Materie zwar überhaupt nichts, sind aber dennoch der Überzeugung, alles erklären zu können.
Liebe beinhaltet, dass jeder Mensch das Recht auf die Freiheit hat, seine eigenen Wege gehen zu können, also frei nach dem deutsch-jüdischen Gestalttherapeuten Friedrich („Fritz“) Salomon Perls, der das folgendermaßen beschreibt:

„Ich gehe meinen Weg und du den deinen.
Ich bin nicht auf dieser Welt, um deinen Erwartungen zu genügen
und du bist nicht auf dieser Welt, um meinen zu genügen.
Du bist du, und ich bin ich.
Und wenn wir uns zufällig begegnen sollten,
dann ist es wunderbar, wenn nicht,
dann können wir es auch nicht ändern.“

(FRITZ SALOMON PERLS)

Wir begegnen mitunter Menschen, die auf die Frage „Was ist Liebe?“ auch nach langem Überlegen nicht in der Lage sind, nur eine einzige Antwort zu geben. „Was Liebe ist, kann ich nicht erklären, ich habe nie versucht, das Wort ‚Liebe‘ zu definieren oder zu analysieren. Ich genieße sie einfach!“ Selbstverständlich schaffen wir es einigermaßen gut, unsere Gefühle zu beschreiben. Aufgeschlossene und sensible Menschen sind auch durchaus in der Lage, die Gefühle anderer Personen ziemlich gut nachzuempfinden.
Wie wird Liebe in Wikipedia definiert? „Liebe“ sei die Bezeichnung für die stärkste Zuneigung, die ein Mensch für einen anderen Menschen, aber auch zu einem Tier etc., empfinden könne. Liebe bedürfe keiner Erwiderung.

Eine einfache, aber gute Definition von Liebe stammt vom amerikanischen Psychiater Harry Stack Sullivan, der Folgendes sagte: „Wenn die Zufriedenheit oder die Sicherheit eines anderen für mich ebenso bedeutsam wird wie meine eigene Zufriedenheit oder Sicherheit, dann ist dies der Zustand der Liebe!" Diese Definition hat den Vorteil, dass sie sehr allgemein gehalten ist und daher viel Raum für persönliche Ausgestaltungen offen lässt.

Die Verliebtheit

Wir treffen einen Menschen mit einer besonderen Ausstrahlung, mit einer besonderen Aura, einem Energiefeld, das wir wahrnehmen können. Wir haben uns verliebt. Die Phase der Verliebtheit kann von einem kurzen, prickelnden Moment, bei dem sich zwei Menschen in die Augen blicken, bis zu zwei Jahren andauern.

Zwei Menschen lernen einander kennen und befinden sich anfangs in dieser verrückten Verliebtheitsphase. Nächte werden zum Tag gemacht, Leidenschaft und Ekstase stehen im Vordergrund. Alles, was der andere sagt oder tut, ist aufregend und bewundernswert. Man hängt an den Lippen des anderen. Alles ist eitel Sonnenschein, nichts ist ein Problem, gemeinsam trotzt man allen Hindernissen und nichts kann die Beziehung auseinanderbringen.

Während des Kennenlernens sind wir in der Regel gänzlich kritiklos, voller Bewunderung, Verständnis und Toleranz. Die Kritikfähigkeit liegt in dieser Phase verstaubt und unauffindbar im emotionalen Keller. Das Gefühl, angekommen zu sein, das lang ersehnte Ziel erreicht zu haben, macht sich angenehm in unserem Herzen breit. Wir fühlen uns stark, attraktiv, siegreich und unendlich glücklich. So kitschig kann die Verliebtheit sein. Die rosarote Brille versetzt uns in dieser Phase in einen kritiklosen Verschmelzungszustand.

Wie kommt es aber dann dazu, dass sich Paare trennen, obwohl sie sich in guten Zeiten ewige Treue und Verbundenheit geschworen haben? Warum gehen zwei Menschen schon nach kurzer Zeit desillusioniert und frustriert auseinander? Eine einfache Erklärung gibt es nicht.

Der Alltag hält irgendwann Einzug, Paare beginnen schon wegen Nichtigkeiten zu streiten. Auch der Sex ist schon zur Routine geworden, das Kribbeln ist verschwunden. Frauen täuschen ihren Orgasmus, Männer ihre Leidenschaft vor. Immer häufiger wird gestritten, bis sich das Paar voneinander trennt. Der Nebelschleier der Besessenheit hat sich aufgelöst.

Mittlerweile wird bereits jede zweite Ehe geschieden, Frauen werden immer häufiger finanziell unabhängig und haben höhere Ansprüche. Abgesehen davon werden Scheidungen von der Gesellschaft akzeptiert, und auch die Kirche mischt sich kaum mehr ins Ehe- bzw. Partnerschaftsleben ein. Es gibt immer mehr Singles und der Begriff „Lebensabschnittspartner“ ist akzeptiert.

Die Dauer des Verliebtheitszustandes kann nicht eindeutig festgesetzt werden, aber eines ist gewiss: Dieser Zustand ist für viele von uns früher oder später zu Ende. Nach ein bis drei Jahren wird in der Regel aus leidenschaftlicher Liebe Kameradschaft. Wie aber neueste Untersuchungen zeigen, gibt es tatsächlich Paare, deren Liebe sogar nach über 20 Jahren eine leidenschaftliche ist. Ausnahmen bestätigen hiermit die Regel.

Wie sehen diese Verliebtheitsphase und ihr Ende im wirklichen Leben aus? Wie geht es weiter? Kommt es zu einem Abschluss oder geht es um den Beginn eines neuen Liebesabschnitts? Es liegt in erster Linie an uns selbst.

Die Kunst des Liebens

An dieser Stelle zitieren wir Erich Fromms populäres gesellschaftskritisches Werk „Die Kunst des Liebens“, das erstmals 1956 erschienen ist. Erich Fromm betrachtet Liebe nicht nur als ein schönes Gefühl, sondern er geht davon aus, dass für die Liebe Wissen und aktives Bemühen Voraussetzungen sind.

Er sieht Liebe nicht nur an eine bestimmte Person gebunden. Liebe ist eine Haltung, eine Charakter-Orientierung, welche die Bezogenheit eines Menschen zur Welt als Ganzes und nicht nur zu einem einzelnen „Objekt" der Liebe bestimmt. Wenn ein Mensch nur eine einzige Person liebt und ihm alle anderen Mitmenschen gleichgültig sind, dann handelt es sich bei seiner Liebe nicht um Liebe, sondern um eine symbiotische Bindung oder um erweiterten Egoismus. Fromm geht davon aus, dass für die meisten Menschen das Problem der Liebe darin liegt, geliebt zu werden, und nicht in der eigenen Fähigkeit zu lieben. Männer schlagen den Weg von Erfolg, Macht und Geld ein. Frauen bevorzugen den Weg der Kosmetik, Schönheit und Kleidung, um liebenswert zu sein.

Infantile Liebe: *„Ich liebe, weil ich geliebt werde!"*
Reife Liebe: *„Ich werde geliebt, weil ich liebe!"*
Unreife Liebe: *„Ich liebe dich, weil ich dich brauche!"*
Reife Liebe: *„Ich brauche dich, weil ich dich liebe!"*

(NACH ERICH FROMM)

Nehmen Sie sich etwas Zeit und lassen Sie diese Sätze auf sich wirken.

Die Dreieckstheorie der Liebe

Robert Sternberg, geistiger Vater der „Dreieckstheorie der Liebe" aus dem Jahr 1986, geht von einem gleichseitigen Dreieck aus, in dem alle drei Winkel einen Aspekt von Liebe verkörpern.

1. *Die Intimität/Vertrautheit (I):* Intimität kann mit Sympathie gleichgesetzt werden, dazu gehören Vertrautheit, Nähe, Verbundenheit und Wärme.
2. *Die Leidenschaft (L):* Hier geht es um starke Gefühle, sexuelle Wünsche, Selbstwerterhaltung und das Bedürfnis, für jemanden zu sorgen.

3. *Die Entscheidung/Bindung (E/B):* Es geht um die Entscheidung, jemanden zu lieben, bzw. um eine langfristige Beziehung.

Dieses gleichseitige Dreieck entsteht, wenn alle drei Grundkomponenten in gleichem Maß enthalten sind.

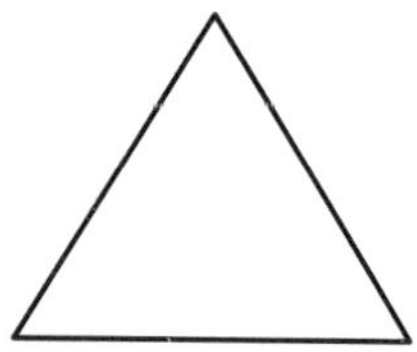

Betrachten wir einige Arten von Liebe nach Sternberg:

Nicht-Liebe: In diesem Fall fehlen alle drei Komponenten, es kommt lediglich zu oberflächlichen Beziehungen und Interaktionen.

Sympathie (nur I): Hier handelt es sich nur um kurzfristige Bekanntschaften bzw. Freundschaften. Verbundenheit und Wohlwollen kennzeichnen diese Form von Beziehung, zu einer Bindung kommt es aber nicht.

Verliebtheit (nur L): Bei der Verliebtheit zeigt sich ein hohes Maß an Aktivierung. Die Verliebtheit kann plötzlich einsetzen, aber genauso schnell wieder ein Ende nehmen.

Leere Liebe (nur E/B): Bei der leeren Liebe ist die Leidenschaft längst verflogen. Die Beziehung wird nur deshalb aufrechterhalten, weil sich beide Partner dazu entschlossen haben.

Wahre Liebe (L und I): Diese Art von Liebe ist gekennzeichnet durch Leidenschaft und Intimität. Ob es zu einer langfristigen Beziehung kommt, sei dahingestellt.

Kameradschaftliche Liebe (I und E/B): Eine tiefe und langfristige Freundschaft ist charakteristisch für die kameradschaftliche Liebe, die in sogenannten Vernunftehen zu erkennen ist. Entweder war Leidenschaft nie vorhanden oder ist schon seit geraumer Zeit verflogen.

Alberne Liebe (L und E/B): Aufgrund einer kurzen, heftigen Verliebtheit wird sehr schnell ein Lebensbund geschlossen, wobei die Wahrscheinlichkeit des Scheiterns dieser Ehe besonders hoch ist, denn es fehlen Intimität und Vertrautheit.

Vollkommene Liebe (L, I und E/B): Das Ziel, die vollkommene Liebe zu erlangen, wird von den meisten Menschen angestrebt, aber nur äußerst selten erreicht.

Im Folgenden zeigen wir Ihnen einige Beispiele zu den verschiedenen Arten der Liebe.

Wir gehören zusammen, weil wir so vertraut sind

„Mein Partner und ich können so gut miteinander reden, es ist, als ob wir uns ewig kennen. Ich fühle mich ganz und gar zu Hause, wir sind die besten Freunde. Er gefällt mir zwar optisch nicht wirklich gut, aber er ist außerordentlich angenehm und das körperliche Begehren entwickelt sich sicher auch noch."

Die Konsequenz in so einem Fall ist meist jene, dass sich bezüglich des sexuellen Verlangens im Laufe der Zeit nicht viel ändern wird. Es hängt natürlich auch davon ab, welchen Stellenwert Sex in der Beziehung für Sie hat. Wenn pure Leidenschaft und sexuelle Abenteuer keine besondere Rolle in Ihrem Leben spielen und Sie viele andere Dinge lieber tun, als mit Ihrem Partner zu schlafen, funktioniert diese Art von Beziehung natürlich auch nur dann, wenn Ihr Partner ebenso empfindet wie Sie. Demgemäß betrachtet sind gute Gespräche, Ausflüge und andere gemeinsame Freizeitaktivitäten wichtiger für beide als pure Leidenschaft. Warum nicht eine wundervolle Freundschaft daraus machen, die ein Leben lang hält?

Wir gehören zusammen, weil der Sex so unglaublich gut ist

Stellen Sie sich vor, Sie treffen jemanden, mit dem Sie in erotischer und sexueller Hinsicht vollkommen im Gleichklang sind. Jedes Zusammentreffen ist einzigartig, jeder Gedanke an diesen Menschen bringt Sie in Ekstase. Sie verzehren sich nach ihm, sind ständig unter erotischer Hochspannung, Sie können sich kaum auf etwas anderes konzentrieren und Ihre Arbeitsleistung leidet darunter. Das muss doch Liebe sein, oder? „Wir gehören einfach zusammen – wenn der Sex so gut klappt, muss alles andere auch in Ordnung sein."

Betrachten wir das nun genauer. Dieser andere Mensch empfindet ebenso, will oder kann sich aber nicht entscheiden bzw. binden. Außer der körperlichen Intimität kommt es nur spärlich zu anderen vertrauensvollen Handlungen. Die „Liebe" findet also hauptsächlich auf der körperlichen Ebene statt. Macht die sexuelle Übereinstimmung bereits eine Beziehung aus oder führt sie in vielen Fällen zu einem Überdenken der Situation?

Viele Frauen versuchen über die Sexualität ins Herz des Mannes zu gelangen. Männer genießen die sexuell kreative und hingebungsvolle Frau, aber wenn kein Liebesgefühl da ist, so ist nun einmal keines vorhanden. Sie können in das Herz eines Mannes nur über den direkten Weg finden – über das Gefühl. Kochen, Haushalt-Führen und Sexualität werden zwar genossen, aber mehr eben nicht.

Ebenso gilt es umgekehrt: Liebe Männer, lassen Sie Ihren Titel, Ihre Kreditkarten und den Schlüsselanhänger Ihres Autos in Ihrer Tasche. Wenn sich eine Frau wegen Ihres Erfolges, Geldes, kurzum Ihres sozialen Status auf Sie einlässt, dann handelt es sich weniger um Liebe, sondern eher um Ansehen und finanzielle Sicherheit. Auch mit noch mehr Geschenken, Unterstützung und Geld werden Sie es nicht zu wahrhaftiger Liebe bringen. Denn: Liebe ist ein Gefühl, das nicht an Leistungen gebunden ist.

Das Begehren und die Vertrautheit sind perfekt

Sie begehren einander und harmonieren auch auf geistiger Ebene. Sie sind der Meinung, alles würde gut laufen und sich einwandfrei anfühlen. Doch Ihr Partner ist unsicher und möchte sich nicht fest binden. Wir hören:

- „Ich bin noch nicht so weit!“
- „Ich muss noch eine Trennung verarbeiten!“
- „Ich muss mich selbst finden!“
- „Ich habe beruflich gerade so viel zu tun!“

Was halten Sie von solchen Aussagen?
Wir machen es kurz und schmerzlos: Ihr Partner liebt Sie nicht wirklich!
Natürlich kann jeder von uns mit Wehmut an eine kürzlich vergangene Beziehung denken. Jeder von uns kann im Moment auch beruflich sehr gefordert sein oder steckt vielleicht in einem komplizierten Selbsterfahrungsprozess fest. Aber wenn die Liebe uns mitten ins Herz trifft – und das geschieht meist überraschend –, sind wir kaum in der Lage, rational zu reagieren. Das Liebesgefühl blendet unseren Verstand aus und schießt unseren Kopf weg – wie es eine Klientin in der Liebeskummerpraxis einmal treffend beschrieben hat.

Die Liebe und der Alltag

Wir müssen uns jeden Tag bemühen, die Beziehung zu gestalten, Vertrauen aufzubauen, Nähe und Distanz zu regulieren, und dennoch kommt früher oder später der erste Einbruch. Das Gefühl verändert sich, unsere Lebensumstände verändern sich. Vielleicht machen sich Desinteresse und Langeweile in der Beziehung breit. Ein unbeschwertes Miteinander wird durch unterschiedliche Interessen oder widrige Lebensumstände empfindlich gestört. Galt die anfängliche Aufmerksamkeit zur Gänze unserem Gegenüber, kommen wir nun schön langsam wieder zu uns selbst zurück. Wir gehen ein Stück auf Distanz und unser Blick wird wieder etwas klarer. Die anfängliche Begeisterung hat mögliche Schwachpunkte unseres Gegenübers vollkommen in den Schatten gerückt, aber nach und nach werden diese Schwachstellen immer deutlicher erkennbar. Unsere Kritikfähigkeit kehrt zurück und wir sind angehalten, die Entscheidung zu treffen, ob wir die nächste Ebene der Liebe erreichen wollen oder nicht. Meist beginnen wir uns vom Partner zurückzuziehen, wobei vorwiegend dem Alltag die Schuld daran gegeben wird.

Was berichten Frauen und Männer, wenn die erste Phase der Ernüchterung eintritt?

Die Frau: Ich verstehe das nicht! Als wir uns kennenlernten, war nur ich wichtig, nie und nimmer wäre er zu einem Fußballspiel gegangen. Anfangs überschlug er sich noch mit Aufmerksamkeiten, Überraschungen und Geschenken. Bereits um 10 Uhr vormittags befanden sich schon mehrere Liebesbeteuerungen im Posteingang meines E-Mail-Accounts, die ich mit freudiger Erregung gelesen habe. Mittlerweile kommt kaum mehr ein Zeichen der Aufmerksamkeit.

Der Mann: Ich verstehe das nicht! Am Anfang hat sie gesagt, dass sie überhaupt kein Problem damit hätte, wenn ich mir ab und zu eine Sportsendung im Fernsehen anschaue, Hauptsache, ich wäre bei ihr. Mittlerweile führen wir deshalb ständig unangenehme Diskussionen. Anfangs hat sie mich fast täglich mit neuer Unterwäsche überrascht, hat mich mit einem zärtlichen Kuss begrüßt und konnte nicht genug von mir bekommen. Jetzt haben wir nur noch zu allen heiligen Zeiten Sex. Anfangs beteuerte sie, keinen Wert auf traditionelle partnerschaftliche Vorstellungen zu legen. Ehe und Kinder seien nicht wesentlich. Sie möchte ihre Unabhängigkeit bewahren und ihrem Beruf nachgehen. Mit der Zeit kam der Wandel. Plötzlich will sie Kinder und kann sich gut vorstellen, ihre Karriereplanung auf Eis zu legen.

Häufig lösen sich gemeinsame Vorhaben und Pläne in Luft auf, die zu Beginn der Beziehung noch mit Begeisterung geschmiedet wurden. Zugeständnisse, die anfangs noch gemacht worden sind, werden zur Belastung, zum Beispiel für einen Mann, der seiner geliebten Frau versprach, sie zur Yoga-Stunde begleiten zu wollen. Doch immer wenn es so weit war, machte er einen Rückzieher.
Nach der anfänglichen Verliebtheit gibt es mehrere Möglichkeiten, wie die Beziehung auch im Alltag weitergehen könnte:

- Wenn es nur ein Strohfeuer war, wird die Beziehung frühzeitig enden. Ebenso, wenn die Sexualität ursprünglich die alleinige Basis zwischen zwei Menschen war.
- Einer von beiden bemüht sich, den Verliebtheitszustand zu reanimieren. Dieser Mensch fordert ein, was zu Beginn der Beziehung selbstverständlich war. Es könnte ein schmerzhafter Prozess einsetzen, wobei die Aussicht auf Erfüllung nicht besonders rosig aussieht. Es kommt zu einer leidvollen Fortsetzung.
- Beide Partner sagen „ja“, stellen sich der Herausforderung der nächsten Phase der Liebe und bemühen sich, aus der Verliebtheitsphase eine tragfähige Partnerschaft zu gestalten. Die viel zitierte „Beziehungsarbeit“ beginnt.

Selbstverständlich müssen sich alle Personen, die in einer Partnerschaft leben, mit ähnlichen Problemen auseinandersetzen, egal ob homo- oder heterosexuell.
Es ist ein Irrtum, dass der Alltag, der nur ein Lebensumstand ist, wahre Liebe töten kann. Wir selbst sind diejenigen, die die Liebe sterben lassen und dabei noch zusehen. Sehr oft fügen Menschen sich selbst und ihrem Partner Leid in Form von Vernachlässigung und Kommunikationslosigkeit zu, was dann tatsächlich zum Sterben jeder Beziehung führen muss.
Viele Menschen erzählen, dass sie nicht mehr in der Lage sind, konzentriert zu arbeiten, weil sie Kummer mit der Liebe haben. Diese Menschen widmen dem Job immer weniger Aufmerksamkeit und Engagement, vernachlässigen ihre Pflichten und sind nur

noch körperlich anwesend. Der Ausgang, wenn sich nichts ändert, liegt auf der Hand. Mit dem Kummer mit der Liebe gehen zusätzlich Probleme und Kummer mit dem Job einher.

Dann treffen wir Menschen, die ihre gesamte Energie in den Beruf stecken und die Liebe auf die lange Bank schieben. Sie sagen sich: „Wenn das Projekt, die Saison oder der Geschäftsabschluss vorbei sind, werde ich mich wieder mehr um meinen Partner kümmern."

Die Liebe lässt sich aber weder aufschieben noch nachholen.

Es gibt Lebensphasen, in denen wir wenig Zeit füreinander haben, aber wir können dieses Defizit mit Intensität ausgleichen. Schenken Sie der Zweisamkeit, gerade in diesen Phasen, mehr Qualität in Form von Zuneigung, ungeteilter Aufmerksamkeit, Verständnis und Zärtlichkeit.

Wir selbst sind dafür verantwortlich, und nicht Lebensumstände wie die Arbeit oder der Alltag. Wir selbst treffen Entscheidungen, die uns in bestimmte Lebenslagen versetzen. Wenn wir aufhören unsere Beziehung zu pflegen, sind nur wir selbst dafür verantwortlich, wenn diese Liebe aufhört zu existieren. Die Liebe kann durchaus mit einer Pflanze verglichen werden. Wenn wir diese nicht wässern und düngen, wird sie sich nicht entwickeln können und letztendlich sterben. Es liegt also vorwiegend in unserer Hand, ob die Liebe wächst oder stirbt.

Wenn Du mich liebst, dann ...

Manche Menschen neigen dazu, den Partner ganz für sich besitzen zu wollen. Sie haben Probleme damit, wenn der Partner zu viel Zeit mit seiner Arbeit oder Freunden verbringt oder einem Hobby nachgeht. Sie fühlen sich zurückgesetzt und tragen folgende Forderungen an den Partner heran:

Wenn Du mich liebst, dann ...

- arbeitest Du weniger.
- gibst Du Deine Pokerabende auf.

- verzichtest Du auf Segelturns und Schiurlaube mit Deinen Freunden.
- verbringst Du Deine Freizeit nur mit mir!

Wir kennen selbstverständlich auch Menschen, die ihrem Partner nur „Gutes“ tun wollen und ihn deshalb von Grund auf verändern möchten. Typische Vorschläge lauten in solchen Fällen:
Wenn Du mich liebst, dann ...
- verkaufst Du Dein Motorrad.
- hörst Du mit dem Rauchen auf.
- trinkst Du kein Bier mehr.
- wirst Du Vegetarier.
- übernimmst Du meine Sportarten und lässt Deine bleiben.
- trennst Du Dich von Deiner Katze und liebst ab jetzt Hunde.
- trägst Du diese oder jene Kleidung!

Wenn beide Partner Erwartungen dieser Art mitbringen, kommt es vermutlich zu folgendem Dialog:
Sie: *„Wenn Du mich liebst, dann gehst Du nicht zu diesem Fußballspiel!“*
Er: *„Wenn Du mich liebst, dann lässt Du mich zu diesem Fußballspiel gehen!“*

Wenn wir den Partner in seinen Freiräumen beschneiden wollen, stellt sich die Frage, in welchem Ausmaß Liebe, Egoismus und persönliche Unsicherheiten eine Rolle spielen.
Es ist ratsam, dem Partner gewisse Freiräume zu gewähren. So hat man außerdem die Chance, selbst einem Hobby nachzugehen oder irgendetwas anderes Sinnvolles zu tun.

„Allen Menschen recht getan, ist eine Kunst, die niemand kann.“

(JOHANN PETER HEBEL)

Attraktivität und Schönheitswahn

Viele von uns kennen das Dorian-Gray-Syndrom. Dorian Gray ist eine Romanfigur des Schriftstellers Oscar Wilde. Dorian besitzt ein Gemälde mit seinem Selbstportrait, wobei der Alterungsprozess nur in seinem Portrait stattfindet, während der lebendige Dorian hingegen unverändert bleibt. In der Psychosomatik wird dieses Syndrom als krankhaftes Streben, immer perfekt und jugendlich aussehen zu wollen, bezeichnet. Dieser Jugendwahn lässt die Bereiche Fitness, Kosmetik und Schönheitsindustrie stetig wachsen. Mittlerweile gibt es auch für die zarte Männerhaut verschiedenste Waschgels, Feuchtigkeitsfluids und sogar Anti-Falten-Cremes.

Eine verzweifelte Frau sucht die Liebeskummerpraxis auf, und wie gewöhnlich werden ihr zunächst Fragen nach dem Grund ihres Besuches, nach ihren Erwartungen und Zielen gestellt.

Marie ist 29 Jahre alt, 1,70 groß, schlank, auffällig blond und wirkt äußerst gepflegt. Ihr Mann Gregor, mit dem sie zwei gemeinsame Kinder hat, ist vier Jahre älter. Sie erzählt, dass Gregor mit ihrem äußeren Erscheinungsbild in letzter Zeit nicht ganz zufrieden sei. Marie hat einen 30-Stunden-Job und kümmert sich um die beiden Kinder, da Gregor geschäftlich viel im Ausland zu tun hat. Wenn er aber zu Hause ist, geht er fast täglich in ein Fitness-Center. Ihr Schönheitswahn habe allerdings schon vor der Geburt ihres ersten Kindes angefangen. Sie nahm regelmäßig verschiedene kosmetische Behandlungen in Anspruch, besuchte dreimal die Woche ein Fitnessstudio, und auch ihr Ernährungsplan sollte zu einem schöneren Äußeren beitragen. Schon morgens wollte Gregor seine Frau gestylt und in geschminktem Zustand sehen. Abgesehen davon kam für beide nur die aktuellste Mode in Frage. Marie erzählt, dass sie von ihren Freundinnen beneidet werde, und oft würde sie auch hören, was für einen rechtschaffenen Mann sie doch hätte, von dem sie doch alles bekommt.

Dann ging es weiter mit Permanent Make-up. Ihre dunklen Haare, die sie so mochte, erstrahlen schon seit langer Zeit platinblond.

Nach dem zweiten Kind verlor ihr Busen etwas an Straffheit, weshalb eine Korrektur seiner Meinung nach unbedingt erforderlich war. „Wenn schon, denn schon“, sagte der geliebte Ehemann zu ihr. „Da machen wir ihn doch gleich um zwei Nummern größer. Und wenn wir schon dabei sind, lassen wir deine Lippen auch gleich ein wenig aufpolstern!“ Ob Marie damit einverstanden war oder nicht, stand nicht zur Diskussion und war für Gregor schon lange kein Thema mehr. Er ging von dem Standpunkt aus, dass sie sich gefälligst nicht so anstellen solle, denn andere Frauen wären glücklich, wenn ihnen ihr Ehemann diesen Luxus finanzieren würde. Marie versteckt sich manchmal sogar vor ihrem Mann, weil sie sich nicht schön genug fühlt. Gregor ist sehr auf sein Äußeres bedacht, er rasiert sich zweimal täglich, seine vier Quadratzentimeter Brusthaar werden auch sorgfältig und regelmäßig entfernt. Besonders gutaussehend ist Gregor eigentlich nicht, aber er pflegt sich, hat Geld und verfügt über ein erstaunliches Selbstbewusstsein.

Marie sitzt in der Praxis und stellt folgende Frage: „Glauben Sie, dass mein Mann mich wirklich liebt?“ Das Aussehen oder die Größe des Busens müssten einem Mann, der seine Frau liebt, doch völlig egal sein – oder etwa nicht? Was denken Sie? Warum verlangen Männer von ihrer Partnerin eine Schönheitsoperation, obwohl sie selbst Besitzer eines nicht zu übersehenden Bierbauches oder Doppelkinns sind? Basiert der Selbstwert in solchen Fällen auf gesellschaftlichem Status, Ansehen und Vermögen?

Amerikanische bzw. kanadische Wissenschaftler befragten 82 verheiratete Paare, die seit mehr als vier Jahren zusammen sind, über die Zufriedenheit mit ihrer Beziehung. Darüber hinaus wurden die Paare während einer Diskussion über persönliche Probleme mit einer Videokamera gefilmt. Anschließend analysierten die Forscher den Film dahingehend, wie die Partner miteinander umgingen und wie attraktiv die Teilnehmer waren. Es zeigten sich folgende hochinteressante Ergebnisse: Wenn Frauen, objektiv betrachtet, attraktiver sind als ihre Männer, gehen die Partner liebevoller miteinander um. Der weniger attraktive Mann signalisiert seiner hübscheren Frau immer wieder Unterstützung, er investiert mehr in die Beziehung. Wenn aber Männer attraktiver sind als ihre Frauen, verhalten sich diese weniger kooperativ. Warum sind attraktive Männer Ehekiller? Warum gibt es mit ihnen mehr Probleme als mit weniger attraktiven Männern? Warum ist das Zusammenleben mit ihnen komplizierter?

Aus einer Studie aus dem *Journal of Family Psychology* geht hervor, dass eine evolutionspsychologische Ursache vermutet wird. Attraktivere Männer sind der Meinung, sie hätten etwas Besseres verdient, und geben sich deshalb weniger Mühe in ihrer aktuellen Beziehung. Unattraktiven Männern hingegen ist bewusst, dass sie mehr bekommen haben, als ihnen eigentlich zusteht. Aufgrund dieser Annahme sind sie eher bemüht, mehr in ihre Beziehung zu investieren. Sie können sich auch darauf verlassen, dass dieses Verhalten von ihrer Partnerin wohlwollend angenommen wird. Den meisten attraktiven Frauen ist das Aussehen ihrer Männer weniger wichtig als die Tatsache, von ihnen Sicherheit und Unterstützung zu bekommen.

Schönheit ist ein zentrales Thema der Menschheit. Jede Epoche hat ihre eigenen Schönheitsideale und Menschen, die diesen gerecht werden wollen. Am Wunsch nach gutem Aussehen und einer gesunden und gepflegten Ausstrahlung ist nichts auszusetzen. Wenn aber bei aller Anstrengung nach körperlicher Perfektion das seelische Wohlbefinden ausbleibt, achten Sie auf dieses Gefühl.

„Nicht die Schönheit entscheidet, wen wir lieben,
sondern die Liebe entscheidet, wen wir schön finden."

(UNBEKANNT)

Wenn Sie sich im Falle von Marie wiedererkennen, gibt es zwei Möglichkeiten:

1. Nehmen Sie sich Zeit und überlegen Sie: Wie weit akzeptiere ich mich selbst? Schätze ich mich und mein Aussehen oder gibt es Bereiche, die ich weniger mag? Betrachten Sie sich mit einem wohlwollenden Blick. Was möchte ich wirklich ändern und was mache ich, nur weil es mein Partner gerne möchte?
2. Wenn die Liebe an die Bedingung, perfekt auszusehen geknüpft ist, sollten Sie nicht gleich die nächste Schönheitsbehandlung in Erwägung ziehen, sondern Ihren Partner um ein klärendes Gespräch bitten. Klären Sie, ob Sie aus Liebe begehrt werden oder nur, weil Sie attraktiv sind. Häufig kommt es vor, dass Menschen ihr Bezugsobjekt an ihre eigene Phantasie anpassen wollen, zum Beispiel mittels Schönheitsoperationen, Kleidungsstil, Haarschnitt etc.

Wenn Sie attraktiv und „perfekt“ sind, werden Sie mit Sicherheit Anerkennung und Bewunderung bekommen und sexuelles Interesse erfahren, aber nicht unbedingt das tiefe Gefühl von Liebe.

Was erdulde ich im Namen der Liebe?

Liebe kann für manche Menschen auch außerordentlich schmerzhaft sein, etwa wenn sie unerfüllt bleibt, der Partner sich trennt, weil dieser aus irgendeinem beruflichen Grund in ein fernes Land auswandert, wenn der Partner gewalttätig ist oder im schlimmsten Falle stirbt.

Ein Beispiel wäre das einer Frau, die sich hoffnungslos in einen Gewalttäter verliebte, von dem sie immer wieder geschlagen und misshandelt wurde. Wir fragen uns natürlich, warum diese Frau mit diesem Mann bereits seit drei Jahren zusammen ist. Verschließt sie aus lauter Liebe die Augen vor der Realität? Oder ist die Frau nicht in der Lage, über ihre Beziehung mit diesem brutalen Mann nachzudenken? Verdrängt sie sogar die schmerzhaften Erfahrungen mit ihrem Liebsten? Fühlt sie sich vielleicht nur von einem „starken“ Mann angezogen, der zeigen kann, wo es lang geht? Möglicherweise hat sie Angst vor diesem Mann, dass sie deshalb wie gelähmt ist und nichts unternehmen kann? Vielleicht treiben sie aber auch die Hoffnung und zahlreiche Versprechen des Mannes an, diese Beziehung fortzusetzen. Eines ist sicher: Sie hat offensichtlich zu wenig gelitten, um sich von diesem Mann zu trennen.

Denken Sie an Ihre Freunde und Bekannten. Befindet sich unter ihnen vielleicht eine Frau, die mit einem „schwachen" Mann nichts anfangen kann und sich aus diesem Grund eher für einen „harten Kerl" entschieden hat, von dem sie allerdings schlecht behandelt wird? Hören Sie auch immer wieder Aussagen wie: „Ein bisschen ein Ekel darf er schon sein" oder „Ich stehe auf die bösen Jungs"?

Vielleicht fällt Ihnen aber auch ein Mann ein, der von seiner Frau betrogen wird, sich von ihr ausnutzen lässt, sich aber vor einer endgültigen Trennung scheut. Möglicherweise denkt er: „Sie ist zwar nicht besonders freundlich zu mir, aber ich liebe sie. Ich male mir die schönsten Dinge aus, wie ich Hand in Hand mit ihr über eine Brücke gehe, wie wir gemeinsam lachen. Ich würde sie auf Händen tragen, sie ist für mich die Frau meiner Träume. Mit meinem Geld kann ich sie halten, und die teuren Geschenke werden doch auch einen Teil dazu beitragen, dass sie bei mir bleibt. Irgendwann wird sie erkennen, dass ich der Richtige für sie bin, und ich bin sicher, dass sie mich dann so lieben wird, wie ich sie liebe. Irgendwann betrügt sie mich nicht mehr, dann habe ich sie für mich alleine. Ich muss am Ball bleiben, ich darf nur nicht aufgeben!"

Durch die Liebe zu einer Prostituierten verliert ein Mann mehr als 20.000 Euro: Die 24-jährige Conny arbeitet in einem Bordell und es gelingt ihr, von dem verliebten Mann eine Menge Geld für Behördenwege, wie sie sagte, herauszulocken. Als sie das Geld hat, verschwindet sie plötzlich und ward nicht mehr gesehen. Daraufhin will sich der enttäuschte Mann mithilfe von Tabletten das Leben nehmen.

Dieser Mann hat sich in die junge Frau verliebt, hatte Mitleid mit ihr, weil sie als Prostituierte arbeiten musste. Er wollte ihr helfen, indem er ihr Geld gab. Das Interesse der Prostituierten galt aber nicht dem Mann selbst, sondern dem vielen Geld, das er ihr gab, er

selbst war ihr völlig egal. Dieser wollte sich wahre Liebe mit Geld erkaufen, was nicht funktionieren kann.
Die Liebe zu der Prostituierten war ein Fehlgriff, der dem Mann teuer zu stehen kam. Mit therapeutischer Hilfe hat er dieses Erlebnis überwunden.
Im nächsten Kapitel präsentieren wir viele Geschichten, in denen es um die Schattenseiten der Liebe geht. Dazu geben wir einige Denkanstöße und laden Sie ein, einige Fragen zu beantworten.

Kapitel 3

Die Schattenseiten der Liebe

Wir verstehen unter Liebeskummer meist jenes unangenehme Gefühl von Traurigkeit und Hilflosigkeit, das durch Trennungen und Scheidungen bei uns ausgelöst wird. Aber auch vor bestehenden Partnerschaften macht Liebeskummer nicht halt.

- Wenn mein Partner mich wirklich lieben würde, dann würde er doch ...!
- Wieso muss er immer dieses oder jenes tun?
- Es passt eigentlich alles, ABER ...!
- Irgendwie ist die Luft draußen!
- Wo sind Romantik und Spontaneität geblieben?

Wir alle kennen Menschen, die uns immer wieder von den Fehlern ihres Partners erzählen, Menschen, die unermüdlich versuchen, ihren Partner zu verändern, und Menschen, die ständig ihre Partner wechseln, um endlich die lang ersehnte, hoch verdiente und perfekte Beziehung zu bekommen. Aber auch destruktive Beziehungen, Sex-Besessenheit und Nicht-allein-sein-Können rufen Kummer mit der Liebe hervor.

Auch Menschen, die einen Partner mit einer physischen oder psychischen Krankheit an ihrer Seite haben, stecken möglicherweise im Liebeskummer fest. Nicht weniger leiden jene an Liebeskummer, die sich mitten in einer Dreieckssituation befinden. Ebenso manche Singles, die es leid sind, ihre Abende alleine verbringen zu müssen.

Aber auch sexuelle Orientierungslosigkeit sowie ein Wechsel der sexuellen Orientierung bringen viel Kummer mit sich. Probleme aufwerfen können ebenso sexuelle Vorlieben, die nicht ausgelebt werden können, da sich kein entsprechend gleichgesinnter Partner finden lässt.

Sie merken schon, dass es sich beim Kosmos der Liebe um keine Einbahnstraße handelt, denn es gibt viele verschlungene Wege. Wir erleben Stoppschilder, Warnblinkanlagen, Schranken und Umleitungen.
Nachfolgend bieten wir Ihnen einige Geschichten dar, die das Leben schreibt. In all diesen Geschichten geht es im Endeffekt um Kummer mit der Liebe. Es besteht durchaus die Möglichkeit, dass Sie sich in manchen Passagen wiedererkennen, was aber am Thema liegt, denn Namen, Alter, Beruf und andere Details wurden von uns geändert.

Lieber eine schlechte Beziehung als gar keine

Christian, 42, Abteilungsleiter in einem Modehaus

Christian erzählt von seiner Partnerin, die geschieden ist und einen Sohn hat und beruflich sehr erfolgreich ist. Christian selbst hat zwei erwachsene Söhne und ist ebenfalls geschieden. Er erzählt von seiner beruflichen Tätigkeit, die er mit großer Begeisterung ausübt, seiner finanziellen Unabhängigkeit, von seinen Hobbys und seinem kleinen Reihenhaus, in dem er sich sehr wohl fühlt. Christian beschreibt sein Leben als nahezu perfekt, wenn da nicht diese diffizile Beziehung wäre. Es gibt ständig Konflikte, extrem hohe Erwartungen ihrerseits und Eifersucht von ihrem Sohn ausgehend. Darüber hinaus hat Christian kein besonders gutes Verhältnis zu ihren Eltern, die eine nicht unwesentliche Rolle im Leben seiner Partnerin spielen. Kränkungen und Geringschätzung von ihrer Seite stehen an der Tagesordnung. Christian beschreibt sich als harmoniesuchend, aktiv und äußerst bemüht. Seine Partnerin nimmt er nur noch nörgelnd und verletzend wahr. Immer wenn er diese Beziehung beenden möchte, wird sie augenblicklich versöhnlich und aktiv.
Zum Zeitpunkt, als Christian therapeutische Unterstützung annimmt, hat er es in seiner vierjährigen Partnerschaft mit seiner

Freundin immerhin auf zwölf Trennungen und ebenso viele Versöhnungen gebracht. Er sagt, dass er durch ihre plötzliche Herzlichkeit immer wieder weich wird und dann hofft, dass sich die Beziehung von nun an bessert. Einerseits sagt er, dass er lieber diese schlechte Beziehung führe, als gar keine zu haben, weil Alleinsein unerträglich für ihn wäre. Andererseits erzählt er, dass er erschöpft und sehr unglücklich sei. „Ich möchte etwas ändern, nein, ich muss etwas ändern! Können Sie mir helfen?", fragt er.

Sabine, 39, Laborantin

Sabine wirkt attraktiv, sehr gepflegt und ist obendrein äußerst redegewandt. Sie ist allein erziehende Mutter eines 16-jährigen Sohnes, zu dem sie eine gute, wenn auch zuweilen konfliktreiche Beziehung hat. Sie erzählt von ihrer Kindheit, die sie in verschiedenen Heimen und Pflegefamilien verbrachte. Sie wurde entweder ignoriert oder geschlagen. Ihre Wünsche und Bedürfnisse wurden ebenso missachtet wie ihre Grenzen. Sie erzählt, dass sie gelegentlich Schläge als eine Art Zuwendung empfand und ihr diese Art von Zuwendung noch lieber war, als völlig ignoriert zu werden. Im Alter von 18 Jahren lernte sie ihren ersten Mann kennen, bei dem sie Hals über Kopf eingezogen war, was auch einer Flucht aus ihrer Pflegefamilie gleichkam. Kaum war sie bei ihrem Ehemann eingezogen, änderte sich das zuvor außerordentlich bemühte Verhalten schlagartig. Er ignorierte sie, trank übermäßig viel Alkohol und kam häufig spät in der Nacht nach Hause. Sie gebar den gemeinsamen Sohn und war voll der Hoffnung, dass sich das Zusammenleben mit ihrem Mann von nun an zum Positiven wenden werde. Irrtum: Ihr Mann verlor kurz darauf seinen Arbeitsplatz, wodurch Sabine schon bald gezwungen war, selbst einer Tätigkeit nachzugehen. Um den gemeinsamen Sohn kümmerten sich hauptsächlich ihre Schwiegereltern. Ihr Mann wurde immer unerträglicher. Nach einigen erfolglosen Trennungsversuchen gelang es ihr letztendlich aus der Beziehung auszubrechen. Nach der Scheidung kamen sie und ihr Sohn etwas zur Ruhe.

Seit dieser Zeit gab es zahlreiche Partnerschaften, welche durchwegs von übermäßigem Alkoholkonsum, Gewalt und Ignoranz geprägt waren.
Sabine ist ebenso wie Christian der Meinung, lieber eine schlechte Beziehung zu haben als gar keine. Gleichzeitig macht sich ausgeprägte Unsicherheit in ihr breit. Wäre eine konstruktive Auseinandersetzung mit dem Monster „Alleinsein" vielleicht doch eine bessere Alternative? Wie kann ich diese Angst überwinden?

Selbsttest

Wenn Sie selbst eine schlechte oder unbefriedigende Beziehung dem Alleinsein vorziehen, sollten Sie sich über folgende Fragen Gedanken machen:

1. **Was bedeutet es für Sie, allein zu sein?**

   ....

2. **Waren Sie schon einmal in Ihrem Leben länger als ein Jahr ohne Partnerschaft?**

   ☐ ja ☐ nein

3. **Was bedeutet für Sie Liebe?**

   ....

4. **Was erwarten Sie von der Liebe?**

   ....

5. **Wie schätzen Sie Ihre Chancen ein, wieder einen Partner zu finden?**

   sehr hoch 1 2 3 4 5 sehr gering

6. **Wie attraktiv schätzen Sie sich selbst ein?**

   sehr attraktiv 1 2 3 4 5 sehr unattraktiv

7. **Lieben/mögen Sie sich selbst?**

   sehr 1 2 3 4 5 überhaupt nicht

Wenn Sie sich selbst wenig mögen bzw. lieben oder sich nicht attraktiv finden, Ihre Chancen, einen neuen Partner zu finden, als eher gering einschätzen, noch nie alleine waren und sich von Liebe und Partnerschaft Erfüllung oder Erlösung erwarten, dann ist es höchste Zeit, sich ernsthaft mit den Themen Selbstwert, Abhängigkeit, Ängste und Selbstständigkeit auseinanderzusetzen. Denn wenn Sie nur deshalb einen Partner benötigen, um sich als ganzer

Mensch zu fühlen, besteht die Gefahr, dass Ihr gesamtes Leben von Abhängigkeit geprägt sein wird. Sie werden lange, aber quälende Beziehungen haben oder immer wieder den Partner wechseln, ohne zur Ruhe zu kommen. Wenn Sie das Gefühl brauchen, begehrt zu werden, dann handelt es sich nicht um Liebe. Wenn Sie Angst haben vor Ihrer Selbstständigkeit und Unabhängigkeit und versorgt werden möchten, handelt es sich ebenfalls nicht um Liebe.

Frauen versus Männer

Frauen bezweifeln oft ihre eigenen Kompetenzen, hegen den insgeheimen Wunsch, umsorgt zu werden, und warten, ähnlich wie im Märchen Aschenputtel, auf ihren Erlöser bzw. Retter. In vielen Fällen tragen Frauen immer noch die Angst vor Unabhängigkeit und Selbstständigkeit mit sich herum. Colette Dowling („Der Cinderella-Komplex", 1981) sieht die Ursachen in der unterschiedlichen Sozialisation von Männern und Frauen.

Frauen werden immer noch auf den „schönsten Tag in ihrem Leben" vorbereitet und damit auf die passive Rolle als Hausfrau und Mutter, Männer hingegen auf die Karriere und die aktive Rolle als Versorger. Sie fühlen sich häufig von unabhängigen Frauen bedroht oder abgestoßen. Viele Männer sind darauf programmiert, Frauen zu versorgen und zu unterstützen, um auf diese Weise Anerkennung, Wertschätzung und Liebe zu erfahren und ihrer Rolle gerecht zu werden. Erfolg macht Männer nach wie vor sexy, erfolgreiche Frauen hingegen werden in vielen Fällen als Emanzen abgestempelt und vereinsamen.

„Ich habe studiert, bin beruflich erfolgreich und fühle mich trotzdem minderwertig, weil alle meine Freundinnen haben geheiratet und bekommen Kinder und erzählen vom schönsten Tag in ihrem Leben und dieser großen Aufgabe, ein Kind großzuziehen", erzählt eine 34-jährige Frau während einer Beratungsstunde. Diese Aussagen sind heute, trotz Emanzipation, häufig zu hören. Viele junge Frauen leiden an Ehe- und Kinderlosigkeit und fühlen sich ohne Mann an ihrer Seite wertlos.

Haben Sie eine ähnliche Aussage schon einmal von einem Mann gehört?

„Der schönste Tag im Leben einer Frau"
Löschen Sie diesen Satz aus Ihrem Gedächtnis! Es gibt viele schöne Tage im Leben einer Frau! „Der schönste Tag im Leben" ist ein besonderer Anlass, wie viele andere aber auch. Definieren Sie sich nicht ausschließlich über eine Beziehung – egal, ob mit oder ohne Ehering. Die Partnerschaft ist lediglich ein Teil in Ihrem Leben, denn Ihr Leben besteht aus viel mehr Aspekten: Ausbildung, Beruf, Freunde, Hobbys, Interessen. Stärken Sie diese Bereiche und schenken Sie ihnen Beachtung und Aufmerksamkeit.

„So ist es, wenn ein Mensch sein Liebesvermögen auf einen einzigen Gegenstand gesammelt hat;
mit dessen Verlust stürzt alles zusammen,
und er steht arm zwischen Trümmern."

(HERMANN HESSE)

In guten wie in schlechten Zeiten

Georg, 62, Teilhaber eines Tischlereibetriebes
Helga und Georg verbinden 33 Jahre Ehe und drei Kinder. Aus dem ehelichen Schlafzimmer ist er schon seit Jahren freiwillig ausgezogen. Die Kinder führen bereits ihr eigenes Leben und Georg hat sich vor längerer Zeit in eine andere Frau verliebt. Die Liebe zu seiner Frau ist schon seit Langem verflogen, und täglich denkt er darüber nach, sie zu verlassen. Gleichzeitig quält er sich mit der Frage, ob er seine Frau denn überhaupt verlassen darf. Er will niemanden enttäuschen oder kränken. Er stellt sich auch immer wieder die Frage, ob sich dieser Partnerwechsel auszahlt, schließlich kennt er die neue Frau noch gar nicht richtig, aber es fühlt sich gut und richtig an. Nach und nach wächst seine Unzufriedenheit mit der der-

zeitigen Situation, und die Sehnsucht nach der anderen Frau in seinem Leben wird immer größer. Er kann sich nicht entscheiden. Kopf und Herz führen einen unerbittlichen Kampf gegeneinander und seine Erschöpfung und Verzweiflung wachsen.

Vera, 44, Hausfrau

Vera und Hans sind gleich alt und kennen sich seit der Schulzeit. Mit 17 Jahren sind sie zusammengekommen. Mit 23 Jahren kam der gemeinsame Sohn auf die Welt, kurz danach wurde geheiratet. Zwei Jahre später kam ihre Tochter zur Welt. Vera hat nach der Schulzeit kurz als Flugbegleiterin gearbeitet, seitdem ist sie „nur noch" Hausfrau – wie sie es selbst bezeichnet – und fühlt sich wertlos. Ihre Kinder sind bereits unabhängig und gehen eigene Wege. Ihr Mann ist Tierarzt. Vera hat das Gefühl, dass jeder in ihrer Familie sich weiterentwickelt hat – nur sie selbst nicht. Sie fühlt sich einsam und möchte sich weiterbilden und selbst verwirklichen. Aus diesem Grund besucht sie einen Abendkurs für Wiedereinsteiger und verliebt sich in den um vier Jahre älteren Ausbilder. Zum Zeitpunkt, als sie therapeutische Hilfe in Anspruch nimmt, befindet sie sich bereits seit acht Monaten in einer leidenschaftlichen Affäre mit diesem Mann. Er möchte gerne eine gemeinsame Zukunft mit ihr und einen Neubeginn. Täglich wird sie von ihrem Gewissen gequält. Hans war ihr immer ein zuverlässiger und liebevoller Ehemann und Vater ihrer Kinder. Sie hat ihm ewige Treue geschworen und fühlt sich gegenwärtig als Verräterin.

Darf ich mich nach so vielen Jahren trennen?

„Bis dass der Tod uns scheidet"

Diese Phrase hält viele Paare zusammen, obwohl sie schon lange nichts mehr verbindet. Häufig wird die Fassade aufrechterhalten und das Leben läuft gewohnheitsgemäß dahin, bis eine neue und aufregende Person die Fassade zum Einsturz bringt und uns aufweckt. Das ist kein Grund, sich sofort zu trennen, aber solch eine

Situation zeigt, was uns im Leben fehlt. Dies könnte auch die Chance für Ihre bestehende Beziehung bedeuten, dieses Defizit gemeinsam zu bewältigen. Überlegen Sie gut und mit Ihrem Herzen, ob Sie Ihr bisheriges Leben aufgeben möchten, um einen Neuanfang mit einer anderen Person zu wagen. Früher oder später merkt Ihr Partner, dass Sie zwar anwesend sind, Ihr Herz aber woanders lebt. Schaffen Sie Klarheit, sonst erzeugen Sie nur Verwirrung und Liebesqualen für sich, Ihren derzeitigen und den möglichen neuen Partner in Ihrem Leben.

Anna, 47, Dolmetscherin

Anna ist seit 15 Jahren mit Leo verheiratet, der seit sechs Jahren an Depressionen leidet. Er verlässt nur mehr selten das Haus. Längere Krankenstände beherrschen sowohl sein eigenes Leben als auch das von Anna und den gemeinsamen Kindern. Er verliert immer wieder seine Arbeit und unternimmt kaum mehr etwas mit seiner Familie. Anna, eine sehr attraktive Frau, beschreibt sich als unternehmungslustig und lebensfroh. Sie vermisst die gemeinsamen Tanzabende mit ihrem Mann, ebenso gemeinsame Familienausflüge und sportliche Aktivitäten. Seit Jahren zehrt sie von den Phasen der Besserung, aber die Abstände neuerlicher depressiver Schübe verkürzen sich zunehmend. Alle Vorschläge, die sie ihm macht, um seine Lage zu verbessern, schlägt er aus. Selbst unternimmt er auch nichts und wirft ihr vor, dass sie zu wenig Verständnis für ihn hat.

Sie unternimmt mittlerweile viel alleine und trifft sich gelegentlich mit Freundinnen. An einem dieser Abende im Kreise ihrer Freundinnen lernt sie einen Fitnesstrainer, knapp über 40 Jahre alt, kennen und verliebt sich in ihn. Sie überlegt lange, ob sie sich auf diesen neuen Mann in ihrem Leben einlassen soll.

Es folgen sechs wunderschöne Monate voller Geheimnisse und Leidenschaft. Während Anna ihr Leben mit dem Fitnesstrainer genießt, wird die Situation ihres Ehemannes immer hoffnungsloser. Einige Zeit darauf wird das Drängen des Liebhabers auf ein gemeinsames Leben immer heftiger. Anna hingegen fühlt sich überfordert und sieht sich immer weniger in der Lage, eine klare Entscheidung zu treffen.

Darf ich mich trennen, wenn mein Partner krank ist?

Beatrix, 34, Lehrerin

Beatrix schildert sehr niedergeschlagen ihre Geschichte. Sie lebt seit vier Jahren mit ihrer Freundin Silvia zusammen und liebt sie sehr. Aber seit zwei Jahren ist ihre Lebensgefährtin arbeitslos und dieser Zustand wirkt sich sehr negativ auf ihre Beziehung aus. Ihrer Meinung nach wird Silvia immer lustloser, uninteressierter und aggressiver. Auch muss Beatrix finanziell immer wieder einspringen. Silvia ist ferner auch unschlüssig, was ihre berufliche Zukunft betrifft. Sie hat zwar einige Erfolge als Fotografin zu verbuchen, aber seit längerer Zeit gibt es nur selten neue Aufträge. Beatrix ist ratlos, genervt und fürchtet um die gemeinsame Zukunft mit Silvia.

Anfangs war sie überzeugt, dass sie diese Phase gemeinsam bewältigen würden, aber mittlerweile ist sie selbst erschöpft und hat das Gefühl, in dieser Beziehung zu kurz zu kommen. Sie denkt immer häufiger über eine Trennung nach und hat gleichzeitig ein schlechtes Gewissen, weil sie Silvia in dieser schwierigen Lebenssituation nicht im Stich lassen möchte.

Darf ich mich trennen, wenn sich mein Partner in einer schwierigen Lebensphase befindet?

An guten wie an schweren Tagen

Wenn Ihr Partner krank, arbeitslos oder durch sonstige negative Lebensumstände gepeinigt ist, stellt das eine Belastung für jede Beziehung dar, die *gemeinsam* bewältigt werden muss. Wenn Sie aber das Gefühl haben, dass sich Ihr Partner immer mehr aus der Beziehung zurücknimmt und Verantwortung abgibt und Sie nicht mehr an ihn herankommen und selbst dabei zu zerbrechen drohen, stellen Sie sich die nachfolgend angeführten Fragen ganz gewissenhaft und überlegen Sie, woher *Sie* Unterstützung bekommen können. Menschen, die Sie in den Sumpf von Schwierigkeiten hineinziehen, sollte man ab einem gewissen Zeitpunkt loslassen, damit diese wieder Verantwortung für ihr eigenes Leben übernehmen. Es kann sonst passieren, dass Sie von diesen Menschen mit in den Sumpf gezogen werden und mit ihnen untergehen.

Selbsttest

Wenn Sie in einer derartigen Situation festsitzen und sich nicht entscheiden können, ist es an der Zeit, sich selbst einige Fragen zu stellen:

- **Wie wichtig ist mir MEIN Leben?**
- **Wie wichtig ist mir Ehrlichkeit in einer Beziehung?**
- **Was ist mir im Leben wichtiger – Schein oder Sein?**
- **Gibt es noch etwas, was ich tun kann, um meinen Partner zu unterstützen?**
- **Habe ich schon alles versucht?**
- **Wen oder was brauche ich, um eine klare Entscheidung treffen zu können?**
- **Wo kann ich Rat und Unterstützung holen?**

Antworten Sie ganz spontan nach Ihrem Bauchgefühl:
Am liebsten würde ich ...

„Was wird mein Umfeld dazu sagen?“

Trennungen verändern das Leben aller Beteiligten und sind auch für die meisten schmerzhaft. Kommentare von Verwandten, Freunden, Bekannten, Kollegen wird es immer geben. Es werden sich auch manche Menschen von Ihnen abwenden. Das sind negative Folgen einer Trennung, die Ihnen klar sein müssen. Treffen Sie eine Entscheidung, sonst wird die Verzweiflung für alle Beteiligten immer größer und belastender. Wenn gemeinsame Kinder da sind, schaffen Sie Klarheit. Kinder bekommen Spannungen zwischen den Elternteilen sehr wohl mit. Kinder wollen in der Regel, dass ihre Eltern zusammenbleiben, aber nicht um jeden Preis!

Das Bruder-Schwester-Syndrom

Immer häufiger kommt es vor, dass in einer Beziehung alles perfekt scheint, bis auf die Tatsache, dass es zu keinen sexuellen Handlungen mehr kommt, wobei die Kuschelqualität bestehen bleibt. Dieses Phänomen ist in allen Altersgruppen zu finden. Der Verlauf ist schmerzhaft und das Ende oft qualvoll und langwierig, wie die beiden folgenden Fallbeispiele zeigen.

Petra, 33, Projektmanagerin

Petra erzählt zögernd von den letzten drei Jahren ihrer Beziehung mit Benjamin: „Wir sind seit acht Jahren ein Paar, seit fast sieben Jahren leben wir zusammen. Kennengelernt haben wir uns im Büro. Aus anfänglich kurzen Gesprächen wurde irgendwann ein Abendessen in einem romantischen Restaurant. Wir zogen zusammen, es folgten vier wunderschöne, aufregende und liebevolle Jahre miteinander. Dann kam der große Umbruch. Er hatte beruflich viel zu tun, ich einen neuen Job mit vielen Herausforderungen. Immer öfter trafen wir uns nur noch am Sofa vor dem Fernseher und dämmerten wortlos vor uns hin. Sex hatten wir nur noch am Wochenende, und irgendwann blieb er ganz weg. Seit drei Jahren haben wir überhaupt keinen sexuellen Kontakt mehr. Zärtlichkeiten werden zwar noch ausgetauscht, aber Sexualität gibt es gar keine mehr. Anfangs war noch die Hoffnung – im nächsten Urlaub, nach dem Projekt, am verlängerten Wochenende etc. Wir harmonieren so gut, wir kennen einander in- und auswendig, haben dieselben Lebens- und Wertvorstellungen, wir passen perfekt zueinander, aber eben ohne Sex. Eine Trennung ist für mich unvorstellbar, auch wenn ich unglaubliche Sehnsucht nach Sex habe, mit Benjamin geht das nicht mehr, es ist zu lange her“, sagt Petra.

Thomas, 39, Chemiker

„Wir sind seit fünf Jahren verheiratet und insgesamt seit neun Jahren zusammen. Marion und ich harmonieren perfekt, der Alltag, die Wertvorstellungen, Freizeit- und Urlaubsplanung – alles passst wunderbar zusammen. Aber sexuell reizt sie mich schon seit etwa zwei Jahren nicht mehr. Ein halbes Jahr habe ich mein Begehren noch vorgetäuscht und währenddessen an andere Frauen gedacht. Aber seit eineinhalb Jahren läuft gar nichts mehr zwischen uns. Betrügen will ich sie nicht, aber irgendwie halte ich das immer weniger durch. Wir haben uns so sehr Kinder gewünscht, aber ohne Sex wird das wohl nicht klappen. Wir wissen, dass es so nicht weitergehen kann, aber wir wagen es beide nicht, darüber zu sprechen. Eine Trennung kann ich mir nicht vorstellen", sagt Thomas.

Auf der Ebene der Beziehungsgestaltung sind sexlose Partnerschaften in den meisten Fällen sehr harmonisch und innig, sie stellen das ideale Paar in der Gesellschaft dar, werden bewundert und bekommen Anerkennung. So ist es auch für die Umwelt eine massive Überraschung, wenn sie von der Trennung dieses perfekten Pärchens erfahren.
Die Erotik lebt aber von Gefühlen, die außerhalb dieser perfekten Welt, dem geregelten Dasein, der Norm existieren. Erotik lebt von Ekstase, dem Außergewöhnlichen, dem Spiel mit dem „Verbotenen", von Phantasie, Spannung und Begehren. Erotik ist ein außergewöhnlicher Zustand und ist vielleicht durch die Perfektion, den Schein zugedeckt. Das wohlige, warme und weiche Gefühl ist oft ein Schutz, aber erotisches Erleben bleibt auf der Strecke. Erotik heißt ein Stück aufgeben von diesem Schutz, Erotik lebt von der emotionalen, phantastischen und körperlichen Entblößung. Erotik ist Loslassen, Hingabe und Sich-Öffnen, und das ist ein Widerspruch zur sonst so geregelten gemeinsamen Welt.
„Wir lieben uns so, und mein Partner ist immer für mich da. Wir sind innig ineinander verschmolzen, ich kann mich nicht trennen", sagt Martina. „Die letzten Jahre habe ich mit anderen Männern Sex gehabt, aber das schlechte Gewissen bringt mich fast um, so kann es nicht weitergehen", ergänzt sie.
Verschmolzen sein ist wie ein Kontaktkleber. Erotik lebt aber von

dem Spiel zwischen Nähe und Distanz. Wer nur nah ist, wird eine zärtliche Beziehung haben, aber keinesfalls eine erotische.

Wer nur pickt, erstickt!

Von der Umwelt bekommt man dann oft zu hören: „Die picken ja nur aufeinander!“ Wie wir im vorigen Kapitel beschrieben haben, fesselt reife Liebe nicht, sondern lässt Freiraum. „Klebende Beziehungen“ gleichen der eines Kleinkindes zu den Eltern, in der die Nahebeziehung vorherrschend ist.

Die Komfortzone

Immer mehr Menschen leben in Beziehungen ohne Erotik. Vertrautheit und Innigkeit sind stark vorhanden, aber Begehren und Leidenschaft sind längst verloren gegangen.
Wieso halten trotzdem so viele Menschen an solchen Beziehungen fest?

- Wegen der Kinder?
- Wegen der finanziellen Situation?
- Wegen Gemeinsamkeiten, Gewohnheiten und Sicherheit?
- Aus einem Gefühl der Vertrautheit, Innigkeit und Liebe?
- Aus einem Gefühl der Verbundenheit?
- Aus Angst vor dem Alleinsein?
- In der Hoffnung auf Verbesserung oder Änderung?

Friedrich Nietzsche sieht in der Hoffnung das größte Übel, weil sie die Qual der Menschen verlängert.
Für viele ist ein unbefriedigendes Zuhause besser als gar kein Zuhause, und es ist leichter, sich mit dieser Situation abzufinden, als sich mit kritischen Punkten auseinanderzusetzen, weil die Angst vor dem Verlassen oder dem Verlassen-Werden und die damit verbundene Einsamkeit zu groß wäre.
Viele Menschen sagen in solchen Situationen, dass sie sich so geborgen und zu Hause fühlen in den Armen des Partners. Aber mit

dem Wachsen der Geborgenheit und der Vertrautheit wächst auch schleichend das Gefühl des „Verhungerns" auf der körperlichen Ebene. Begehren und Sexualität sind wesentliche Bestandteile einer Partnerschaft. Jugendlichkeit, Schönheit und Leidenschaft sind die ersten Faktoren, die in einer Partnerschaft verblassen. Für eine langfristige und glückliche Partnerschaft sind gemeinsame Werthaltungen und Interessen, gegenseitiges Verständnis und die Kultivierung von Liebe unbedingt erforderlich. Wenn wir die Liebe nur an äußerlicher Schönheit festmachen wollen, wird dies sehr anstrengend und letztendlich enttäuschend.

Die sexuelle Ebene müssen zwei Menschen ebenso gestalten und pflegen wie die Liebe selbst. Oft neigen wir dazu, zu hoffen, dass sich das wieder einrenkt und nur eine Phase ist. Die Komfortzone wächst, das heißt, das gemeinsame Leben, Freundeskreis, Freizeit, Alltag, Urlaube, Interessen werden immer bequemer und angenehmer. „Sex wird überbewertet und ist nicht so wichtig, viel wichtiger ist die Vertrautheit und dass man sich gut versteht", sagt Linda. Eine gewisse Zeit lang kann man sich mit Hoffnung und Zuversicht ganz gut ruhig halten, aber irgendwann werden sich in den meisten Fällen die Leidenschaft und das Verlangen immer hartnäckiger zu Wort melden.

Auch ein noch unerfüllter Kinderwunsch kann sich in solchen Partnerschaften zu einem weiteren Belastungsfaktor entwickeln. Dieser Wunsch drängt nach einer Aktion. Wenn Ihr Partner nichts ändern will oder kann und Sie still leiden, ist es sehr wahrscheinlich, dass Sie eines Tages kinder- und partnerlos sind. Daran ist dann aber nicht Ihr Partner schuld. Sie selbst haben die Entscheidung getroffen, bei ihm zu bleiben. Vermutlich haben Sie auf Hoffnung gesetzt oder Bequemlichkeit und Sicherheit vorgezogen.

„Man ist nicht nur verantwortlich für das, was man tut, sondern auch für das, was man nicht tut."

(MOLIERE)

In der Praxis zeigt sich immer wieder Folgendes:
„Wir hatten so tollen, innigen Sex, ich dachte, das würde bis in alle Ewigkeit so weitergehen, aber irgendwann schlug der Alltag zu, Stress, Überstunden, Projekte, berufliche Veränderungen, Müdigkeit, gemeinsame Kinder etc. verdrängten jegliche Erotik aus unserem Leben", schildert Sonja ihre Situation.
Aber Vorsicht! Es passiert selten, dass die Lust eines Menschen völlig verloren geht. In vielen Fällen zeigt sich, dass die Erotik zwar aus der Partnerschaft verschwindet, aber nicht aus dem Leben eines Menschen. Sie wird nur ausgelagert.
Es gibt mehrere Möglichkeiten, sexuelle Energie in anderen Bereichen auszuleben:

- Extremsport (Adrenalinkick)
- Kampfsport
- Motorsport oder aggressives Autofahren
- Arbeit (bei Workaholics)
- Glaube, Spiritualität
- Konsum pornografischer Literatur und Filme
- Selbstbefriedigung
- Bordellbesuch
- Seitensprung oder Affäre

In manchen Fällen wird die Sexualität aufgrund schmerzhafter Erlebnisse verdrängt, bleibt aber latent vorhanden.
„Ich kann es nicht glauben, er hat mir immer erzählt, dass er zu müde ist, der Stress ihn umbringt. Jetzt erfahre ich, dass er immer wieder mehrere kurze und lange Affären während unserer Beziehung hatte. Als es aufflog, stritt er alles ab, verharmloste seine Taten und beteuerte seine innige, große Liebe zu mir. Ich sei der wichtigste Mensch in seinem Leben und alles, was er hat. Aber warum hat er mich dann so aufs Spiel gesetzt? Ich bin erschüttert und fassungslos", erzählt Gerda.

Seien Sie achtsam! Wenn Sie das Gefühl haben, dass Sie zwar rational alles verstehen und die Situation Ihres Partners nachvollziehen können, aber Ihr Gefühl sehr unbehaglich ist und sich immer öfter Misstrauen und Eifersucht melden, dann gehen Sie diesem Gefühl vorsichtig nach. Handeln Sie. Schauen Sie hin, nicht weg!

Die Komfortzone ist auch tatsächlich wichtig. Sie gibt Sicherheit, Geborgenheit und Stabilität. Manfred und viele andere Männer sehen das ähnlich: „Warum sollte ich mich trennen, mit der nächsten Frau wird es genauso, die Leidenschaft ist anfangs überwältigend, aber bei jeder Beziehung wird sie weniger aufregend. Ich kenne meine Frau, es ist alles gut eingefahren und ich will mich nicht von meinen Kindern trennen. Ich liebe meine Frau, aber Sex hole ich mir halt woanders. Ich will nicht auf Sexualität verzichten, und wenn es sein muss, gehe ich zu einer Prostituierten, denn was ist denn schon dabei? Ich verwende ein Kondom, bin diskret und nehme meiner Frau nichts weg. Ich würde sie nie verlassen, ich liebe sie unendlich."

Ausweg aus der Komfortzone

- ▷ Stellen Sie sich einmal die Frage, wie viel Zeit Sie damit verwenden, um sich über Liebe, Erotik, Partnerschaft, Begehren und Wünsche auszutauschen?
- ▷ Wie viel wird totgeschwiegen bzw. tabuisiert?
- ▷ Kennt Ihr Partner Ihre erotischen Vorlieben?
- ▷ Wie viel positive erotische Neugier haben Sie am anderen, aber auch an eigenen Vorstellungen oder gar Abgründen?
- ▷ Wie weit haben Sie sich an die Bedürfnisse des Partners angepasst und Ihre eigenen in den Hintergrund gestellt?

Wann müssen Sie reagieren?

Wenn Sie die sexuelle Abstinenz als beziehungsbedrohend und eindeutig als Verschlechterung der Beziehung erleben. Die Schmerzgrenze ist individuell verschieden und liegt bei mehreren Wochen, Monaten oder Jahren.

„Wer festhält, was verändert werden muss, der verliert alles."

(NORBERT BLÜM)

Wie müssen Sie reagieren?

Reden

Reden Sie über das Problem, benennen Sie es.

Wer nicht spricht, zerbricht.

Denken Sie darüber nach, welche Wünsche noch vorhanden sind und welche erotischen Phantasien Sie haben. Überlegen Sie, wie Sie mit Ihren Vorstellungen die Beziehung wieder beleben können. Gibt es überhaupt eine Chance auf Veränderung, ein gegenseitiges Gehör für diese Phantasien, oder ist jedes Gespräch eine weitere Problembeschreibung ohne Lösung? In solchen Fällen ist es ratsam, einen Mediator oder einen Therapeuten aufzusuchen. Wenn aber die Schmerzgrenze erreicht ist – und jede Beziehung hat eine Schmerzgrenze –, dann sollten Sie doch eine Trennung in Erwägung ziehen.

Entscheiden

Bedenken Sie, dass Sie die alleinige Verantwortung für Ihr Leben tragen. Wenn Ihnen Vertrautheit, Gemeinsamkeiten und Innigkeit wichtiger sind, als Ihre Sexualität mit Ihrem Partner auszuleben und vielleicht noch Kinder zu bekommen, dann bleiben Sie. Treffen Sie jedenfalls eine Entscheidung.
Vielleicht sind auch Ihre Bedenken und Ängste größer vor der un gewissen Zukunft. Vielleicht haben Sie Angst, den geliebten Menschen zu verlieren, der Sie versorgt und immer für Sie da ist. Seien Sie mutig, nehmen Sie Ihr Leben in die Hand. Reden Sie mit Ihrem Partner, seien Sie ehrlich. Wenn die Liebe so groß ist, verschwindet diese im Falle der Trennung nicht, sondern es braucht Zeit, diese partnerschaftliche Verbindung auf eine eventuell freund-

schaftliche Ebene zu bringen. Abwarten und hoffen führt in vielen Fällen dazu, dass das steigende sexuelle Verlangen außerhalb der Partnerschaft Befriedigung findet, und dann entsteht eine weitere Kränkung – nämlich die des Betrugs. Dann wird es in den meisten Fällen sehr qualvoll, verletzend und letztendlich unversöhnlich. Betrug und Lügen werden intensiver und es kommt zum völligen Bruch. Wut, Hass und Verzweiflung schlagen dann um sich.

Handeln

Haus, Firma oder sonstiger Besitz können sehr bindend sein und bedürfen einer anderen Lösungsstrategie (begleitendes Coaching, Mediation, juristischer Beistand) als das Auflösen der emotionalen Bindung. Wenn Sie sich emotional nicht lösen können, aber wollen, dann suchen Sie sich Unterstützung bei Freunden, Psychologen oder Psychotherapeuten.

Viele Menschen beklagen sich über ihre Lebensumstände, denken aber nicht darüber nach, welche ihrer zuvor getroffenen Entscheidungen gerade zu diesen Lebensumständen geführt haben.

Nähe und Distanz

Für eine tragfähige Partnerschaft brauchen wir das Wechselspiel von Nähe und Distanz. Sehen wir uns dazu drei Beispiele an: die Autonomie, die Symbiose und die Wir-Zone.
Stellen Sie sich zwei Kreise vor. Der eine Kreis stellt Sie selbst dar, der andere Kreis den Partner.

Autonomie

In der Kennenlernphase sind beide Partner zwei autonome Persönlichkeiten. Wenn diese beiden Menschen aber in der Partnerschaft nur die Distanz, also nebeneinanderher leben, führt das zu Kontaktlosigkeit. Das kann in vielen Fällen zu einem Gefühl von

Unsicherheit, zu Ängsten, Isolation und letztendlich zum emotionalen Verhungern führen.

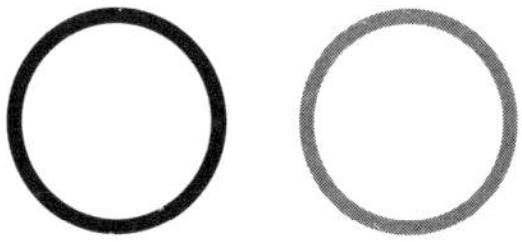

Symbiose

Die erste Verliebtheit in der Kennenlernphase führt zu einer Symbiose, einem Verschmelzungszustand, der anfangs durchaus reizvoll und ein Vorteil für beide sein kann. Später, in einer Beziehung, wenn beide Partner ständig aneinander kleben, wird irgendwann einer der beiden Partner ersticken und die Beziehung sterben, denn in der extremsten Form einer Symbiose ist zumindest einer der Partner alleine nicht mehr lebensfähig. Wie in der Biologie können wir den stärkeren Partner durchaus als Wirt bezeichnen, während der schwächere Partner der völlig abhängige Symbiont ist.

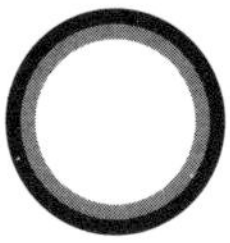

„Wir-Zone"

Wenn wir es schaffen, aus den symbiotischen und völlig getrennten Phasen eine gemeinsame „Wir-Zone" zu gestalten, die natürlich immer in Bewegung ist, dann sind wir auf dem richtigen Weg in eine tragfähige, reife Partnerschaft. Das heißt, es kommt zu einem Wechselspiel zwischen Verschmelzung und Trennung. Wenn wir zur Arbeit gehen, sind wir getrennt, wenn wir unseren eigenen Hobbys nachgehen, ebenso. Die „Wir-Zone" kann somit von der völligen Verschmelzung bis hin zu einer kleineren Schnittfläche variieren.

Ein Beispiel dafür wäre, gemeinsam einen Fernsehfilm anzusehen. Wir sind dann zwar mit unserem Partner zusammen, aber die „Wir-Zone" beschränkt sich auf das gemeinsame Verfolgen einer

TV-Sendung, im Gegensatz zu einer Auseinandersetzung mit dem Gegenüber.

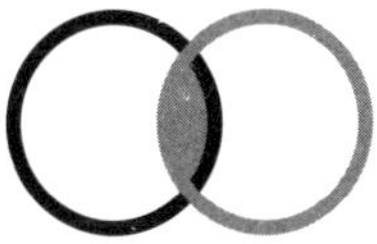

Qualitative „Wir-Zone"

Die Zeit, die Sie miteinander verbringen, ist sehr intensiv und bewusst gestaltet. Sie machen gemeinsam Sport, gehen essen, kochen zusammen, teilen ein Hobby, unterhalten sich über Ihre Wünsche und Träume, Sorgen und Pläne und vieles mehr.

Quantitative „Wir-Zone"

Sie verbringen Ihre gesamte Freizeit miteinander, aber den Großteil dieser Zeit sehen Sie fern oder jeder beschäftigt sich mit anderen Dingen. Das heißt, es gibt kaum eine Auseinandersetzung mit dem Partner, wenig Gespräche, wenig Kontakt.

„Wir-Menschen"

Wir alle kennen diese Menschen. Endlich ist der ersehnte Partner da und das „Ich" wird hintangestellt und es gibt nur noch zu hören: „Wir machen, wir kaufen, wir sind, wir haben, wir planen, das ist unser Haus, unser Hund, unser Auto" und dergleichen. Das zeigt eine Tendenz zu einem großen Schutzbedürfnis – ähnlich wie es bei einem Kind zu beobachten ist. Dies führt zu einer Reduktion der eigenen Persönlichkeit. Die Eigenständigkeit des Partners wird nicht mehr wahrgenommen. Eine symbiotische Beziehung birgt die Gefahr von Abhängigkeit und Verlust des Selbstwerts.

„Im Gegensatz zur symbiotischen Vereinigung ist die reife Liebe eine Vereinigung, bei der die Integrität und Individualität bewahrt bleibt."

(ERICH FROMM)

Analysieren Sie, ob Sie sich nur noch über ein „Wir“ definieren. In Beziehungen ist es sehr wichtig, das „Ich“ aufrechtzuerhalten, um die Autonomie zu pflegen, um eigenen Interessen nachzugehen und Hobbys auszuüben. Wo sich „Ich“ und „Du“ auflösen und hinter einem nebulösen „Wir“ verschwinden, steuern Sie auf Unselbstständigkeit und Abhängigkeit zu. Dieser Verlust der Selbstständigkeit wird Ihnen vielleicht schon während der Beziehung, aber ganz sicher nach einer Trennung massiven Schmerz bereiten. Kontrolle wird das zentrale Thema Ihrer Beziehung sein, und Kontrollverlust das Thema Ihrer Trennung. Sie können diesem Kummer mit Selbstliebe entgegensteuern. Halten Sie Ihre Autonomie aufrecht, üben Sie das Alleinsein, fördern und stärken Sie Ihre Selbstliebe, lassen Sie sich und Ihrem Partner genug Freiräume, damit Sie sich beide entwickeln und entfalten können.

Ich möchte alles mit Dir gemeinsam machen

Tamara, 25 Jahre, erzählt, dass sie nach sieben Monaten noch immer verliebt sei wie am ersten Tag und ihr Freund alles gemeinsam mit ihr unternehmen möchte. Sie sei völlig glücklich in ihrer Beziehung. Aber alles gemeinsam zu machen, empfindet sie als erdrückend. Sie erzählt leicht gereizt, dass ihr Partner es auf keinen Fall dulden würde, wenn sie alleine, also ohne ihn, ausginge. Er liebe sie doch so sehr und wolle nicht länger als unbedingt notwendig von ihr getrennt sein.

Ihre Leidenschaft zum Tanzen sei kein Geheimnis. Sie erzählt, dass sie das Tanzen ihm zuliebe eingestellt habe, weil er das nicht mochte. Es sei für sie aber nicht so schlimm, denn ihre Beziehung sei viel wichtiger, als tanzen zu gehen.

„Ich habe ein schlechtes Gewissen. Da ist endlich ein Mann an meiner Seite, der mit mir zusammen sein will, und ich bin so undankbar“, sagt Tamara. „Aber ich fühle mich stark unter Druck gesetzt und empfinde sein Verhalten als ziemlich eifersüchtig“, fügt sie hinzu.

Wahre Liebe kennt keine Ketten, sperrt den Partner nicht ein, sondern lässt ihm genügend Freiräume und schenkt Vertrauen. Natürlich braucht jede Partnerschaft Kompromisse, die gleichzeitig Liebesbeweise darstellen.

> Die Regulierung von Nähe und Distanz ist eines der Kernthemen jeder Beziehung!

Wie viel Nähe brauche ich, um mich sicher und geliebt zu fühlen? Wie viel Distanz brauche ich, um mich zu entspannen und meinen eigenen Interessen nachgehen zu können?

„Jeder muss lernen sich anzupassen, aber gleichzeitig aufpassen, dass er nicht verpasst zu sagen: Das passt mir nicht!"

(HANS MANZ)

Eifersucht

Wenn Sie das Gefühl haben, dass Sie eingesperrt werden und die Eifersucht eine große Rolle in Ihrer Beziehung spielt, sprechen Sie darüber. Was fehlt mir oder meinem Partner? Was sind die Befürchtungen, wenn jeder seinen eigenen Hobbys nachgeht?
Wenn Sie selbst von übermäßigen Eifersuchtsgefühlen geplagt werden, analysieren Sie diese. Gibt es schlechte Erfahrungen in Ihrer Vergangenheit? Gibt es einen Anlass für Ihre Eifersucht oder liegt es an Ihrer eigenen Unsicherheit? Besprechen Sie offen Ihre Gefühle mit Ihrem Partner. Wenn Sie zu krankhafter Eifersucht neigen, suchen Sie professionelle Unterstützung.

„Eifersucht ist die Angst vor dem Vergleich."

(MAX FRISCH)

Viele von uns kennen das Gefühl der Eifersucht, die zur biologischen Grundausstattung von uns Menschen gehört. Wie kommt es aber dazu? Das Urbedürfnis, im „Rudel" leben zu wollen, ist noch immer vorhanden, denn es vermittelt uns Sicherheit. Alleine leben zu müssen, war mit viel mehr Gefahren verbunden.

Auch heutzutage wollen die meisten von uns nicht alleine leben und haben Angst, ihren Partner zu verlieren. Meist ist aber der Verlust des Partners nicht so schmerzhaft wie die Tatsache, dass eine andere Person vorgezogen wird. Die andere Person ist wichtiger und wertvoller als man selbst. Männer und Frauen unterscheiden sich bezüglich ihrer Eifersucht insofern, dass bei Männern im Allgemeinen ein höheres Aggressionspotenzial zu beobachten ist und körperliche Untreue der Partnerin als besonders verletzend empfunden wird. Frauen hingegen reagieren äußerst gekränkt, wenn sich ihr Partner einer anderen Frau gegenüber außergewöhnlich hilfsbereit und fürsorglich zeigt. Tatsache ist aber, dass Frauen im Gegensatz zu Männern eher dazu bereit sind, professionelle Hilfe in Anspruch zu nehmen. Jedenfalls sind aufgrund von Eifersucht die Beziehungs- und Lebensqualität beider Geschlechter massiv eingeschränkt.

„Eifersucht ist eine Leidenschaft,
die mit Eifer sucht, was Leiden schafft!"

(FRANZ GRILLPARZER)

Krankhafte Eifersucht

Für die Entwicklung krankhafter Eifersucht spielen Erlebnisse aus vorangegangenen Beziehungen, ein geringes Selbstwertgefühl und eine depressive Symptomatik eine wesentliche Rolle. Berufliche Tätigkeiten und Sozialkontakte werden vernachlässigt und die Eifersucht nimmt den wichtigsten Part im Leben des Betroffenen ein. Unsicherheit, Lustlosigkeit, Appetitlosigkeit und Depression machen sich breit, im Extremfall kann es auch zu Wahnvorstellungen kommen. Der Betroffene ist völlig überzeugt davon, dass er betrogen wird, und auch Klärungsversuche bleiben erfolglos. In solchen Fällen sprechen wir von Eifersuchtswahn, dem nur mehr mit professioneller Hilfe Einhalt geboten werden kann.

Auch der Partner ist in seiner Lebensqualität stark eingeschränkt und wird zum Leidtragenden, da ihm seine Selbstständigkeit und Freiheit genommen werden.

Folgende Hinweise sind typisch für eine krankhafte Eifersucht:

- Sie denken laufend daran, dass Ihr Partner Sie betrügen könnte.
- Alles, was Ihr Partner sagt, deutet für Sie auf eventuelle Untreue hin.
- Sie spionieren Ihrem Partner hinterher.
- Sie sprechen häufig über das Thema Untreue.
- Sie wollen Ihren Partner nicht aus den Augen lassen.
- Sie stöbern in den persönlichen Sachen Ihres Partners.
- Sie kontrollieren die Anrufe Ihres Partners.
- Sie telefonieren Ihrem Partner laufend hinterher.
- Sie haben keine Freude mehr an Ihrer Arbeit.
- Sie haben keine Lust, Freunde oder Bekannte zu treffen.
- Sie haben keinen Appetit mehr.

Das können Sie gegen Ihre Eifersucht tun:

- Beobachten Sie Ihr eigenes Verhalten.
- Passen Sie sich Ihrem Partner nicht vollkommen an.
- Bewahren Sie Ihre Selbstständigkeit.
- Vermeiden Sie es, Ihren Partner zu kontrollieren.
- Respektieren Sie Ihren Partner.
- Klären Sie eigene Wünsche und Bedürfnisse mit ihm ab.

Wenn sich aber keine Änderung der Eifersucht einstellt, nehmen Sie professionelle Hilfe in Anspruch, indem Sie zum Beispiel einen Psychologen aufsuchen, um die Ursachen Ihrer Eifersucht zu entdecken und Lösungsstrategien zu entwickeln, zum Beispiel in Form einer Eifersuchtssprechstunde.

Die Beziehung zu dritt

Anatol, 35, Technischer Angestellter

Anatol hat vor 15 Jahren geheiratet. Aus welchem Grund, kann er heute nicht mehr ganz genau sagen, aber sicher war auch Liebe dabei. Es war eine romantische Idee, die in einem Urlaub geboren und kurz darauf auch wahrgemacht wurde. Es folgen drei Kinder, weil Kinder irgendwie dazugehören. Anatol arbeitet sehr viel und zielstrebig, seine Frau ist zu Hause bei den Kindern. Das Leben läuft dahin, jeder ist mit sich beschäftigt. Irgendwann geht der Kontakt zueinander verloren. Jeder geht seine Wege, er bleibt gerne länger im Büro, meldet sich immer, wenn eine Geschäftsreise ansteht. Sie verliert sich in der häuslichen Perfektion, jede Jahreszeit und jeder Anlass findet sich in der passenden Dekoration. Die Kinder sind gut erzogen und adrett. Auch das Essen ist stets perfekt zubereitet. Viel hat man sich nicht mehr zu sagen, jeder kennt seine Aufgaben und erfüllt diese ohne großartig nachzufragen.

Dann lernt Anatol auf einer seiner zahlreichen Geschäftsreisen eine junge Frau kennen und verliebt sich heftig und leidenschaftlich. Es folgt eine Zeit voller Abenteuer, Erotik und Liebe. Er fühlt sich lebendig wie nie zuvor. „Sie hört mir stundenlang zu, erahnt meine Wünsche und teilt meine Visionen", erzählt er. Er möchte neu anfangen und den Alltagstrott hinter sich lassen, gibt er zu verstehen. Seine Kollegin schwelgt abwechselnd in Sehnsucht, Hoffnung und Verzweiflung. Seine Zerrissenheit wächst und beeinträchtigt ihn immer mehr in seiner gesamten Lebensführung, aber auch bei der Entscheidungsfindung.

Doch dann die Heimkehr, das Haus, die Kinder, seine Frau. Zweifel und Hader sind seine ständigen Begleiter. Welche von beiden liebt mich mehr? Wo bekomme ich, was ich brauche und verdiene? Wer ist mehr für mich da? Für wen soll ich mich entscheiden?

Ina, 38, Juristin

Ina ist seit zwölf Jahren mit ihrem Freund zusammen. Es gibt keine Kinder, jeder hat seine eigene Wohnung. Beide waren mit dem Erklimmen der Karriereleiter beschäftigt und wollten gemeinsame Wohnungs- und Familienplanung auf einen späteren Zeitpunkt verschieben. Sie haben sich zielstrebig ihren Karrieren gewidmet, wodurch alles andere verloren gegangen ist. Trotzdem

beschreibt Ina ihre Beziehung als sehr vertraut und liebevoll. Miteinander zu schlafen ist schon seit längerer Zeit nur noch ein Pflichtprogramm. Sie fühlt sich aber gut aufgehoben und versorgt. Doch dann lernt Ina einen anderen Mann kennen, der sich heftig um sie bemüht, obwohl er von ihrer Beziehung weiß. Sie ist misstrauisch. Er ist sportlich sehr aktiv, aber auch ständig unterwegs. Ina führt die nächsten Monate eine Dreiecksbeziehung. Anfangs ist sie beflügelt, genießt die Leidenschaft, das Neue, das Aufregende. Sie ist nicht in der Lage, sich für einen der beiden zu entscheiden. Sie entscheidet sich für beide. Es folgt eine qualvolle Zeit voller Lügen und schlechtem Gewissen. Ihr Partner wird misstrauisch. Konflikte und zahlreiche Fragen sind an der Tagesordnung. Ina muss sich entscheiden. Entscheiden heißt aber, eine Möglichkeit wahrzunehmen und die andere loszulassen. Loslassen ist ihr Lebensthema. „Ich kann nicht loslassen", sagt sie immer wieder, gefolgt von einem zaghaften und leisen „ich muss aber". „Wie geht das?"
Ina erzählt, dass ihr langjähriger Partner bis heute immer für sie da war und er sie auch sein lässt, wie sie ist. Er verwöhnt sie, unterstützt sie und erfüllt fast alle ihrer Wünsche. Der „Andere" erfüllt in erster Linie ihre sexuellen Phantasien, ist dafür aber sehr egoistisch. Sie fühlt sich dennoch von ihm angezogen. Sie beendet abwechselnd die eine und dann die andere Beziehung. Beide Männer bemühen sich daraufhin verstärkt um sie. Ina will eine Garantie für die richtige Entscheidung. „Irgendwann wird es schon ‚klick' machen und ich werde wissen, mit wem von den beiden Männern ich leben will." Zwei Jahre später hat es aber noch immer nicht „klick" gemacht. Mittlerweile ist sie energielos und mit ihrer Kraft am Ende.

Wird eine Affäre nicht beendet, stellt sich immer wieder die Frage, ob es um Liebe zu einem anderen Menschen geht, oder um die Liebe zu sich selbst.

Folgende Fragen treten häufig auf:

- Wer von beiden tut mehr für mich?
- Mit wem von beiden fühle ich mich wohler?
- Wer von beiden liebt mich mehr und bleibt bei mir?
- Mit wem von beiden fühle ich mich sicherer?

In der Liebe müssen wir bedauerlicherweise ohne Garantieschein auskommen, es gibt keine Versicherung. Wir können nur mutig unserem Herzen folgen, die Liebe pflegen und Vertrauen nähren. Eine Affäre, die über einen längeren Zeitraum geht, erzeugt bei allen Beteiligten früher oder später Verlustängste. Wir müssen nicht Bescheid wissen, dass ein anderer Mensch im Spiel ist, nach einer gewissen Dauer einer Affäre spürt der betrogene Partner, dass etwas nicht stimmt, wird misstrauisch, unsicher und unglücklich.
Aber auch das Vertrauen wird stark in Mitleidenschaft gezogen. Vor allem bei Menschen, die vielleicht zum ersten Mal in ihrem Leben in einer Affäre stecken. „Wenn ich mich selbst in so einer Situation befinde, ist es gewiss auch möglich, dass mein Gegenüber dasselbe tut!?"
Kummer mit der Liebe haben Menschen, die sich in einer Dreiecksbeziehung befinden, egal ob Betrogener, Betrügender, Geliebte oder Geliebter. Ist man die Geliebte, hat man den gebundenen Mann niemals ganz für sich alleine, er muss mit der betrogenen Ehefrau geteilt werden. Der betrügende Mann befindet sich ebenfalls in einem Konflikt. Sehnsucht hält Einzug, Misstrauen, Eifersucht und Enttäuschung treten auf. Er kann keine klare Entscheidung für eine Partnerin fällen, er pendelt hin und her. Der Zustand ist für alle Beteiligten beschwerlich. Es wird viel Zeit investiert, um sich auszumalen: Was wäre, wenn ...? Die anfänglich leidenschaftliche Situation wird sehr bald nervenaufreibend, kraftraubend und zermürbend.
Annähernd 40 Prozent der Männer und Frauen sind laut unserer Umfrage in einer ihrer Beziehungen zumindest einmal fremdgegangen. Geschlechtsspezifische Unterschiede gibt es hierbei keine.

Auflösen von Dreiecksbeziehungen

Der Beginn einer Affäre berauscht wie ein Cocktail, der aus Leidenschaft, Sehnsucht, Abenteuer und Geheimnis besteht, all die Dinge, die in einer bestehenden Partnerschaft schon seit längerer Zeit verlorengegangen sind oder die man nicht mehr ausleben kann. Im Vordergrund stehen zu Beginn meist eine intensive Emotionalität und eine erotische Anziehungskraft, die möglicherweise in der bestehenden Beziehung schon verflacht oder in der Wohlgeordnetheit nicht mehr spürbar ist.

Affären haben immer ein Nischen-Dasein und unterliegen der Geheimhaltung, was es in vielen Fällen sehr spannend und aufregend macht. Zukunftspläne und Beziehungsgestaltung bleiben im Hintergrund.

Im Unterschied zu einem Seitensprung zieht sich eine Affäre über einen längeren Zeitraum hin. Irgendwann beginnt das Drama, nämlich dann, wenn sich bei einem von beiden ein Verliebtheitsgefühl einstellt. Vorwiegend passiert das Frauen. Es entsteht eine Bindung, die Geliebte wird von ihrem Geliebten gefühlsmäßig abhängig. Sie will mehr. Zum regelmäßigen sexuellen Kontakt kommen fordernde Fragen hinzu. Diskussionen beginnen und es steht eine schmerzhafte und tränenreiche Zeit bevor, voll unerfüllter Hoffnung, Sehnsucht und Eifersucht.

Typisches beziehungsähnliches Verhalten ist zu Beginn ebenfalls kein Thema. Es geht in den meisten Fällen um die Befriedigung der Leidenschaft und Sehnsucht. Nur sehr selten entsteht aus einer Affäre wahre Liebe, wo beide in guten und in schlechten Zeiten füreinander da sind und Hochzeitspläne geschmiedet werden.

Denken Sie daran, dass ein Mensch, der von einer in die nächste Beziehung stürzt, keine Gelegenheit hatte, Probleme aus der alten Beziehung oder eigene Probleme aufzuarbeiten. Diese Probleme werden mitgenommen und belasten die neue Partnerschaft. Sind Sie daran interessiert?

Selbstverständlich kann uns die Verliebtheit wie ein Blitz treffen, und sämtliche schmerzhafte Erinnerungen an vergangene Partnerschaften sind nicht mehr spürbar. Dies ist aber nicht immer der Fall. Oftmals kommt es vor, dass Menschen sich trennen und schnell wieder eine neue Partnerschaft eingehen, aber neben dem Verliebtheitsgefühl auch destruktive Gefühle wie Trauer und Schmerz mitbringen. Achten Sie darauf, inwieweit diese unaufgearbeiteten Gefühle Ihre Partnerschaft belasten.

Ich betrüge

Auch wenn Sie eine Affäre begonnen haben und den anfänglichen Reiz genießen, Sie sich in der Verliebtheitsphase befinden und der Reiz des Verbotenen Ihre Gefühle noch verstärkt, kommt es in den meisten Fällen zu einem Gefühls- und Gedankenchaos. „Wem habe ich was erzählt, habe ich alle SMS oder E-Mails gelöscht? Wie schaffe ich es, noch ein Zeitfenster einzubauen?", sind nur einige der quälenden Überlegungen, die früher oder später aufkommen. Sie werden sich früher oder später mit Ihrem schlechten Gewissen, mit Diskussionen mit dem neuen Partner und quälenden Entscheidungsprozessen auseinandersetzen müssen.
Sie suchen Entschuldigungen und Rechtfertigungen für den Betrug? Schuldzuweisungen scheinen Ihr Handeln zu mildern, beispielsweise: „Wenn mein Partner mich nicht so vernachlässigt hätte, dann würde ich jetzt nicht ...!"

Es gibt keine Entschuldigung für Ihren Betrug!

Wenn Ihr Partner Sie vernachlässigt, gekränkt oder verletzt hat, ist das keine Rechtfertigung für einen Betrug. Wenn Sie in Ihrer bestehenden Beziehung leiden, suchen Sie eine Klärung. Wenn das nicht möglich ist, breiten Sie dieses Leid nicht weiter aus, indem Sie eine neue Person in Ihr persönliches Drama hineinziehen. Schaffen Sie Klarheit! Wenn Sie wirklich der Meinung sind, dass Ihre bestehende Partnerschaft zu Ende ist und der neue Partner für Sie passender erscheint, ziehen Sie einen Schlussstrich. Häufig kommt es vor, dass keine Entscheidung getroffen und die Ent-

scheidungsunfähigkeit immer größer wird. Stellen Sie sich die Frage, wer oder was kann hilfreich sein, um eine klare Entscheidung treffen zu können. Wird Ihre Entscheidungslosigkeit chronisch, holen Sie sich Unterstützung durch Freunde, Bekannte oder Professionisten. Welche zusätzlichen Faktoren hindern Sie, eine Entscheidung zu treffen? Gibt es moralische, religiöse oder gesellschaftliche Gründe? Sind Kinder vorhanden?
Je länger Sie beide Beziehungen aufrechterhalten, desto mehr Verletzungen fügen Sie sich selbst und den anderen beiden Menschen zu. Wenn Sie der Meinung sind, dass eine Affäre Ihre bestehende Partnerschaft wiederbelebt, werden viele von Ihnen am Ende eher enttäuscht als beflügelt sein. Affären bringen weder frischen Wind in Ihre bestehende Partnerschaft, noch schaffen Sie durch eine dritte Person wieder mehr Nähe zu Ihrem Partner. Mit einer Affäre legen Sie einen Schleier über Ihre Beziehung, schaffen mit diesem Vertrauensbruch Distanz und letztendlich Verzweiflung.
Je länger ein Dreiecksverhältnis läuft, desto eher besteht die Gefahr, dass sich am Ende alle drei Beteiligten im Singlestatus wiederfinden. Treffen Sie aktiv eine Entscheidung, mit wem Sie zusammen sein und von wem Sie sich trennen möchten. Vielleicht wollen Sie sich von beiden trennen? Entscheidungslosigkeit führt langfristig zur Unzufriedenheit aller Beteiligten.
Außerdem kann in der Praxis beobachtet werden, dass Männer seltener für die jahrelange Zweitbesetzung zu haben sind. In den meisten Fällen drängen Männer nach ungefähr sechs Monaten auf eine klare Entscheidung. Frauen hingegen sind manchmal jahrelang bis lebenslang die Zweitfrau und haben diesbezüglich eine höhere Durchhalte- und damit auch Leidensfähigkeit als Männer.

Ich bin Geliebte bzw. Geliebter

Wenn Sie die Geliebte an der Seite eines Mannes sind, der vergeben oder verheiratet ist und Ihnen von Anfang an klar und unmissverständlich gesagt hat, dass er sich nicht von seiner Partnerin trennen möchte: Bitte glauben Sie es! Natürlich gibt es Fälle, wo es letztendlich doch zu einer Trennung kam, das kommt in der Praxis aber eher selten vor. Die Chancen auf eine Trennung verringern sich, je länger die Partnerschaft besteht, wenn Kinder da sind, wenn es einen stark verbindenden finanziellen Hintergrund gibt oder wenn der Mann eine wichtige gesellschaftliche Rolle innehat. Wenn Sie die Geliebte an der Seite eines Mannes sind, der vergeben oder verheiratet ist und Ihnen immer wieder eine Trennung oder Scheidung verspricht, handeln Sie! Solange er von Ihnen bekommt, was er möchte – in den meisten Fällen Leidenschaft –, wird er sich nicht von seiner Freundin oder Frau trennen. Warum auch? Egal, wie sehr Sie sich über die Situation beklagen, für ihn zählt, was Sie tun! Wenn Sie immer zur Verfügung stehen, wenn er es möchte, und Sie immer wieder Verständnis zeigen, wird er Ihr Jammern als unangenehme Nebengeräusche wahrnehmen. Was für ihn zählt, ist das, was Sie tun, und nicht, was Sie ihm androhen. Sie können ihn maximal in die Flucht treiben, wenn Sie sich zu sehr beklagen. Sein Herz wird es sicherlich nicht öffnen. Wenn Sie in Ihrem Gegenüber etwas ändern wollen, ändern Sie sich selbst, indem Sie zu handeln beginnen und Taten setzen. Wenn der Geliebte Ihnen verspricht, sich von seiner Frau scheiden zu lassen, dann sagen Sie ihm, dass er sich nach seiner Scheidung wieder bei Ihnen melden soll, und achten Sie darauf, wie er reagiert, es sei denn, Sie möchten laufend hingehalten werden.

> Worte haben zwar eine große Bedeutung, aber viel bedeutender sind Handlungen!

Bitte verstehen Sie das richtig! Miteinander zu reden ist unbedingt erforderlich. Bringen Sie Ihre Wünsche, Bedürfnisse und Grenzen klar zum Ausdruck. Zeigt sich kein Effekt, ändern Sie Ihre Strategie und ziehen Sie einen Schlussstrich. Treffen Sie eine Entscheidung, bevor diese Situation zu belastend für Sie wird. Wenn Sie zu den Frauen gehören, die eine tragfähige Partnerschaft anstreben und eventuell auch eine Familie gründen möchten, werden Sie in den Armen eines gebundenen Mannes, der sich aus der anderen Beziehung nicht lösen kann oder will, langsam aber sicher emotional verhungern.

Ich werde betrogen

Wenn Sie eine Vermutung oder ein eigenartiges Gefühl haben, verfolgen Sie diese Spur!
Wenn Sie wissen, dass Ihr Partner Sie betrügt, haben Sie mehrere Möglichkeiten:
Sie können kämpfen und einen gemeinsamen Neuanfang anstreben. Sie können aber auch stumm leiden, ...

- weil Sie Angst vor Einsamkeit haben.
- wegen der Kinder.
- wegen der Leute.
- weil Sie Ihren Partner noch lieben.
- weil Sie auf Besserung hoffen.

„Es macht die Wüste schön, dass sie irgendwo einen Brunnen birgt."

(ANTOINE DE SAINT EXUPÉRY)

Treffen Sie eine Entscheidung, ob Sie diese gefühlsmäßige Wüste verlassen wollen oder ob Sie einen Neuanfang mit Ihrem Partner möchten. Was brauchen Sie dafür?

Neubeginn nach einer Affäre

Je länger und intensiver die Beziehung zu der anderen Person war, desto schwieriger wird es werden, die ursprüngliche Partnerschaft fortzusetzen.
Wenn Affären zur Haltung werden, das heißt zum Lebensstil geworden sind, dann liegt eine massive Verletzung und ein tiefgreifender Vertrauensmissbrauch vor, der in den seltensten Fällen wiedergutgemacht werden kann.
Handelt es sich um einen einmaligen Seitensprung, ist der Weg zurück in die ursprüngliche Partnerschaft einfacher, aber es

braucht die Entscheidung beider Partner. Der „Betrüger" sollte einsichtig sein und Bereitschaft zeigen, seinen Seitensprung oder seine Affäre zu durchleuchten, zu hinterfragen, um die Bedeutung seines „Fehlverhaltens" und den damit ausgelösten Schmerz zu begreifen. Ohne Reflexion ist das Bitten um Verzeihung eine leere Formel. Wenn Sie betrogen worden sind, nehmen Sie sich Zeit. Sind Sie tatsächlich schon bereit zu verzeihen oder gibt es noch einen Funken Misstrauen? Was macht Ihnen das Verzeihen noch schwer? Benötigen Sie weitere klärende Gespräche? Was brauchen Sie von Ihrem Partner als „Wiedergutmachung"? Achtung Falle: Wiedergutmachung geschieht nicht durch materielle Dinge, zum Beispiel ein neues Auto als Geschenk. Die Heilung des Herzschmerzes erfolgt über Zeit, Zuwendung, Aufmerksamkeit, klärende Gespräche, sehr viel Liebe und Zärtlichkeit, denn das Vertrauen muss wieder genährt und aufgebaut werden.

Wenn Sie die Beziehung nicht mehr fortsetzen wollen bzw. können oder verlassen worden sind, lesen Sie im Kapitel 4 weiter.

„Wenn Treue Spaß macht, ist es Liebe."

(JULIE ANDREWS)

Ändere Dich!

Tim, 44, Angestellter

Tim erzählt, dass seine Lebensgefährtin Beate ihn schickt, damit die ständigen Konflikte, die ihren gemeinsamen Alltag prägen, endlich aufhören. Beate ist der Meinung, dass sie nichts Unmögliches von ihm verlange, nur ordentliche Kleidung, eine bessere Frisur, Interesse für Kunst, Kultur und Natur, statt Interesse an Sport, Motorradfahren und Pokerabenden. Er solle an sich arbeiten.

Tim erzählt, dass sie seit zwei Jahren zusammen sind und sich nun überlegen würden, eine gemeinsame Wohnung zu nehmen. Bis vor Kurzem sei alles ganz gut gelaufen, aber sie wäre der Meinung,

dass sich einiges ändern müsse bzw. dass es an ihm sei, einiges zu ändern.
Tim ist ziemlich verunsichert, da er grundsätzlich mit sich und seinem Leben, wie es bisher verlaufen ist, sehr zufrieden ist. Er ist Angestellter in einer Bank und mag Sport, Ausfahrten mit seinem Motorrad, und einmal im Monat pokert er mit seinen Freunden.
Beate sei mit seiner Lebensführung allerdings nicht zufrieden und davon überzeugt, ein paar Stunden Selbsterfahrung würden ihm guttun. Aus diesem Grund sitzt er nun auf der Couch, wenn auch etwas zweifelnd, weil er im Grunde überhaupt nicht vorhatte, irgendetwas an sich zu verändern. Sein Wunsch ist, mit seiner Partnerin in eine gemeinsame Wohnung zu ziehen und mit ihr in Harmonie glücklich zu leben.
Tim hat schon seit längerer Zeit das Gefühl, dass Beates Liebe zu ihm an Bedingungen geknüpft ist und er nur durch Veränderungen seines Lebensstils die Beziehung zu ihr aufrechterhalten kann. Seit einigen Wochen zweifelt Tim in stärkerem Ausmaß daran, ob es in seiner Beziehung wirklich um Liebe geht.

Was denken Sie? Ist bei Menschen Vorsicht geboten, die ständig kritisieren und Sie mehr oder weniger verändern wollen? Wie sehr achten Sie darauf, ob es sich nur um bescheidene Kompromisse handelt oder um das Bestreben, Ihre gesamte Persönlichkeit zu verändern?
Haben Sie das Gefühl, gut mit sich selbst klarzukommen oder gibt es einen Veränderungswunsch? Wenn Ihr Partner Sie häufig kritisiert und damit Ihr Selbstwertgefühl schwächt, anstatt Sie zu stützen und zu fördern, könnte ein Gespräch über wertschätzenden Umgang miteinander hilfreich sein. Wenn Sie selbst mit Ihrer Lebensgestaltung zufrieden sind, sollten Sie diese beibehalten, solange Sie anderen Menschen keinen Schaden zufügen. Man muss nicht den individuellen Kleidungsstil völlig umwandeln, aber es ist zumutbar, gelegentlich Kleidung zu tragen, die der geliebte Mensch mag. Auch in den Bereichen Kunst, Kultur, Musik und Film, die nicht gemeinsam gelebt werden wollen, sind Kompromisse er-

forderlich. In der Praxis zeigt sich, dass auch der Freundeskreis ein großes Potenzial für Kritik mit sich bringt. „Wieso triffst Du Dich immer mit XY? Was magst Du an dem? Der ist so furchtbar ..." Lassen Sie Ihrem Partner seine Freunde, soweit diese nicht Ihre Beziehung gefährden. Ebenso verhält es sich mit Interessen. Sie müssen nicht alle Interessen teilen und verstehen, wichtig ist, inwieweit Interessen Ihre Partnerschaft belasten oder einschränken. Wenn Ihr Partner seine Wochenenden auf dem Tennisplatz verbringt und Sie kaum Zeit miteinander teilen, dann steht ein klärendes Gespräch bezüglich Nähe und Distanz an.

Auch Kinder aus vorangegangenen Partnerschaften stellen oft ein Problem dar. „Wieso übernimmst Du schon wieder die Kinderbetreuung, warum zahlst Du schon wieder die Tennisstunden, Du zahlst doch schon genug an Alimenten?" Selbstverständlich können Sie Ihre Bedenken äußern, aber wenn es sich um Kinder handelt, setzt oft der Verstand aus und es werden viele Dinge übernommen, obwohl sie anders vereinbart sind. Menschen in solchen Situationen erklären das oft so, dass sie nicht möchten, dass die Kinder noch mehr leiden, die Trennung war schon schlimm genug. „Ich möchte wenigstens in der Rolle als Vater (oder Mutter) nicht versagen, wenn schon die Partnerschaft nicht funktioniert hat."

Wenn Sie in der Position des ständigen Kritikers sind, stellen Sie sich die Frage, warum Sie mit diesem Menschen überhaupt zusammen sein möchten. Welchen Lustgewinn ziehen Sie aus der Beziehung?

Ab und zu zeigen wir unsere Liebe in der Form, dass wir zur Freude des Partners einen Film gemeinsam sehen oder zusammen ein Konzert besuchen, ohne wirklich Interesse daran zu haben. Es ist aber auch ein Zeichen von Liebe, wenn wir Akzeptanz für unseren Partner, seine Vorlieben und Interessen aufbringen.

Viele Menschen haben den Drang, alles mit dem Partner teilen zu müssen, immer dieselbe Meinung zu haben und immer das Gleiche zum selben Zeitpunkt tun zu wollen. Denn: „Gleich und gleich gesellt sich gern und macht das Leben einfach!"

Ist das tatsächlich so oder können Gegensätze das Beziehungsleben nicht auch spannender und interessanter erscheinen lassen? Außerdem ist mit dem Zauber der Liebe nicht gemeint, dass ein Partner den anderen nach seinen Vorstellungen verwandelt.

Lass es sein, Du kannst das nicht!

Therese, 30, Kassiererin

Therese ist eine gepflegte Frau und trägt schon seit längerer Zeit den Wunsch nach beruflicher Veränderung in sich. Sie möchte daher einen Intelligenz- und Berufseignungstest machen. Sie hat die Schule abgebrochen, ist seit zehn Jahren verheiratet und hat eine neunjährige Tochter. Sie arbeitet derzeit als Kassiererin in einem Supermarkt und möchte nun gerne ihren Handelsschulabschluss machen, um sich danach um einen Bürojob bewerben zu können. Ihr Mann Simon ist aber der Meinung, dass sie das sein lassen solle, weil dieses Vorhaben zu anstrengend und schwierig für sie sei. Sie fühlt sich unterfordert, ihre Tochter wird immer selbstständiger, und jetzt ist die Zeit gekommen, endlich mehr aus ihrem Leben zu machen. Ihr Mann habe bisher all ihre Vorhaben blockiert, aber jetzt möchte sie es wissen, sie ist fest entschlossen, die Handelsschule für Berufstätige zu besuchen. Ihr Chef hält große Stücke auf sie, er würde ihr Vorhaben auf jeden Fall unterstützen und ihr mit der Einteilung ihrer Arbeitsstunden gerne entgegenkommen.
Irgendwie hat Therese das Gefühl, dass ihr Mann sie nicht wirklich liebt. Heißt Liebe nicht, den anderen zu fördern, zu unterstützen und zu stärken? Was ist Ihre Meinung?
Es gibt viele Gründe, warum Ihr Partner Sie nicht unterstützen möchte: Neid, Eifersucht, Konkurrenz, Angst, dass Sie weniger Zeit für ihn haben, und vieles mehr. Egal, warum er versucht Sie zu blockieren, lassen Sie es nicht zu. Suchen Sie sich Menschen, die Sie unterstützen und fördern. Suchen Sie den Kompromiss mit Ihrem Partner, Ihrer Familie und Ihrem nahen Umfeld.

Demütigungen, Kränkungen und Behinderungen der eigenen Selbstverwirklichung haben nichts mit Liebe zu tun. Sie zeigen höchstens Unsicherheiten und Ängste Ihres Partners. Es kommt selten vor, dass zwei Menschen im selben Maße erfolgreich sind, dass sie gleich viel verdienen und gleich attraktiv sind. Eines ist sicher: Wenn man liebt, freut man sich über den Erfolg des geliebten Menschen. Gleichzeitig kann der Erfolg des anderen einem selber Ansporn geben, den eigenen Stellenwert heben, Kraft und Zuversicht für wichtige Lebensbereiche spenden.

Sexuelle Vorlieben

Zwei junge Frauen unterhalten sich miteinander. Eine erzählt von ihrer Liebe zu Max, mit dem sie seit sechs Monaten zusammen ist. Sie sei auch sehr glücklich mit ihm, aber seit etwa zwei Monaten drängt Max sie zu sexuellen Abenteuern, die ihr nicht geheuer sind. Sex ist für Max das A und O in einer Beziehung. Er möchte mindestens einmal täglich Sex, weil er doch so verliebt ist, wie er immer wieder beteuert. Sie hat aber gelegentlich den Wunsch, einfach nur zu kuscheln und zu reden.
Seit einem Monat spricht Max nur mehr darüber, mit ihr einen Swingerklub besuchen zu wollen. Er möchte damit die Beziehung zu ihr vertiefen und festigen. Die junge Frau hat Angst, Max zu verlieren, wenn sie seinem Wunsch nicht nachkommt, aber sie will einfach nicht in einen Swingerklub gehen. Sie fragt ihre Freundin um Rat. Vielleicht kann sie durch das Einwilligen, in einen derartigen Klub zu gehen, ihre Beziehung zu Max festigen, vielleicht würden sie sich dann noch näher kommen? Verlieren möchte sie Max auf keinen Fall.

Was denken Sie? Wird der gemeinsame Besuch des Swingerklubs die Beziehung mit Max festigen? Ist das Erfüllen sexueller Phantasien ein Schlüssel zur Liebe, auch wenn man diese sexuellen Phantasien im Grunde gar nicht erfüllen möchte? Würden Sie persön-

lich sexuell über Ihren Schatten springen und Ihre eigenen Grenzen überschreiten, um Ihre Beziehung aufrecht zu erhalten? Um Ihr Gegenüber dadurch glücklicher zu machen?
Sex ist die schönste Nebensache der Welt, wie es von vielen Menschen und Medien immer wieder betont wird. Keine Frage, Sex gehört zu einer vollkommenen Partnerschaft einfach dazu. Sex verbindet und grenzt eine Partnerschaft von einer guten Freundschaft ab. Aber wenn Sie Ihre Beziehung nur über Sexualität definieren oder ausdrücken können, wird die Partnerschaft früher oder später in die Brüche gehen.

Sex allein macht eine Partnerschaft nicht vollkommen.

Ganz einfach: Achten Sie auf Ihr Gefühl. Jeder darf und soll seine Wünsche und Phantasien äußern können. Aber wenn sich – gerade im sexuellen Bereich – Gefühle des Unbehagens und Ekels in Ihnen breit machen, setzen Sie eine Grenze. Wenn Sie diese Grenze überschreiten, machen Sie zwar Ihren Partner glücklich, aber sich selbst werden Sie untreu. Eines vorweg: Das wird nicht das einzige Mal bleiben, dass Sie Ihre Grenze überschreiten werden. Ihr Partner wird dieses Erlebnis mit Sicherheit wiederholen oder noch andere Phantasien mit Ihnen ausleben wollen. Wenn die sexuellen Vorstellungen zu weit auseinander gehen, sieht die Prognose für eine langfristige Partnerschaft eher schlecht aus. Sorry, dass wir Ihnen das mit aller Härte sagen müssen.

Das Peter-Pan-Syndrom

Der amerikanische Familientherapeut Dan Kiley beschreibt in seinem populärwissenschaftlichen Buch „Das Peter-Pan-Syndrom – Männer, die nie erwachsen werden" das unangemessene und kindische Verhaltensschema von Männern, die fortwährend auf der Suche nach Nähe sind, vor dieser Nähe aber gleichzeitig Angst haben, was dann wiederum zu Fluchtreaktionen führt. Sie haben ins-

geheim den Wunsch, ihr gesamtes Leben ein Kind bleiben zu können, was höchstwahrscheinlich die Folge einer sehr unglücklichen und traurigen Kindheit ist.
Über die Ursachen ist bisher nicht alles bekannt, aber es wird hauptsächlich Männern zugesprochen. Es wird davon ausgegangen, dass es sich um eine gestörte Vater-Sohn-Beziehung handelt. Betroffene Männer wurden in jungen Jahren von ihrem Vater abgelehnt, nicht gefördert und haben keine Unterstützung in ihrer Identitätsentwicklung erfahren. Unbekümmertheit und Verantwortungslosigkeit sind somit das Ergebnis.

Die sechs Symptome des Peter-Pan-Syndroms nach Kiley:

1. *Abneigung gegen Verantwortung*
Regeln werden nicht ernst genommen und missachtet. Pflichten, Aufgaben und Erledigungen werden abgegeben oder vor sich hergeschoben. Für Misserfolge ist er nicht verantwortlich. Er hat einen Hang zu Phantasien und Tagträumereien.
2. *Einsamkeit*
Das Gefühl der Ablehnung durch seinen Vater lässt ihn ständig vergeblich Freunde suchen, aber letztendlich kompensiert er diese vergebliche Suche durch Anpassung an Kumpel-Gruppen.
3. *Angst*
Er verbirgt ein Schuldgefühl gegenüber seinen Eltern. Er verarmt emotional und wird unfähig zu tiefer Liebe für einen anderen Menschen.
4. *Sexueller Rollenkonflikt*
Der Sexualtrieb und der Wunsch, geliebt zu werden, führen schnell zu Partnerschaften. Unsicherheit, mangelndes Selbstvertrauen, Angeberei und cooles Macho-Gehabe verhindern aber eine positive und von Offenheit geprägte Beziehung zur Partnerin.
5. *Narzissmus*
Narzissmus bzw. eine negative Selbstverliebtheit bedeuten, dass es zu keiner aufrichtigen Zuneigung und keinem echten Mitge-

fühl gegenüber anderen kommt. Die Beziehung ist geprägt vom Geben des Partners und vom Nehmen des Narzissten.

6. Chauvinismus

Allein aufgrund seines Geschlechts hat der Chauvinist ein Gefühl der Überlegenheit gegenüber Frauen, er neigt zu Selbstgefälligkeit mit überheblicher Art aufgrund eines gesteigerten Selbstwertgefühls. Angehörige des gleichen Geschlechts werden bevorzugt. Das Verhalten ist arrogant und rechthaberisch, seine Einstellung ist verächtlich und sexistisch.

Sabrina, 41, Krankenschwester

„Ich bin seit fünf Jahren mit Lukas zusammen. Dreimal ist er zu mir gezogen und wieder ausgezogen, die Trennungen für Stunden, Tage oder auch Wochen dazwischen sind nicht mehr zählbar. Seine Liebesbeteuerungen sind nicht mehr zu übertreffen. Jedes Mal, wenn ich mir vornehme, das ist jetzt der letzte Neuanfang, zieht er alle Register und ich werde wieder schwach. Seine Versprechungen, pünktlich und zuverlässig zu sein, auf mich Rücksicht zu nehmen und seine Macho-Sprüche zu unterlassen, halten immer nur für kurze Zeit. Er meint, dass ich zu sorgenvoll, verkrampft und verbittert sei. Wenn mein Drängen nach Veränderung oder Paartherapie zu groß wird, beendet er die Beziehung. Kaum bin ich weg, kommen Nachrichten, dass er Sehnsucht hat und eigentlich nur mit mir zusammen sein möchte, dass ich seine Traumfrau bin und er mich unendlich liebt. Er schafft es immer wieder, mich mit seinen Schilderungen über eine gemeinsame, wundervolle Zukunft einzulullen, ich bin dann wie hypnotisiert. Seine Pläne und Visionen machen mich wieder schwach.

Ich weiß nicht mehr weiter, ich will endlich eine Beziehung, die funktioniert. Ich habe mit 24 Jahren geheiratet und irgendwann gemerkt, dass mein Mann ein Alkoholproblem hat, zehn Jahre später kam die Scheidung. Danach hatte ich noch zwei unglückliche Kurzgeschichten und dann kam Lukas. Charmant, spontan, lustig, immer für mich da, vielleicht sogar ein bisschen zu viel. Ständig machte er Pläne, die er dann wieder verwarf, er zog ein und wieder aus. Ich kann nicht mehr, ich bin erschöpft. Ich habe einen Mann verdient, der mich liebt. Wenn er endlich verstehen würde, dass er sich ändern muss, dann könnten wir glücklich sein. Was kann ich tun, dass er mich versteht? Ich habe schon so viel Zeit und Gefühle investiert, ich will endlich die Belohnung, ich hab das verdient."

Annemarie, 37, Physiotherapeutin

Annemarie trifft immer wieder Männer, die ihr erzählen, dass sie die langersehnte Frau, der Lotto-Sechser, die Liebe seines Lebens sei. Das hört sie schon oft am Anfang der Beziehung. Die Taten allerdings sind dürftig. „Ich hab solche Sehnsucht nach Dir", haucht der aktuelle Herzenspartner ins Telefon, „aber im Moment geht sich ein Treffen wirklich nicht aus, aber ich denke ganz fest an Dich und jeder Herzschlag gehört nur Dir." Diese oder ähnliche Sätze bekommt Annemarie zu hören oder in einer SMS oder E-Mail zu lesen. Die spärlichen Treffen sind charmant und kurz. Sie hofft und wartet, glaubt seinen Worten und verweigert die Realität, die kargen Taten. „Immer wieder lasse ich mich blenden und denke, dass ich einfach zu viel erwarte und eigentlich zufrieden sein sollte", sagt Annemarie.

Immer wieder treffen wir auf Menschen, die uns mit ihren rhetorischen Fähigkeiten beeindrucken und uns mit Worten fesseln. Meistens wird dann viel über die Zukunft gesprochen, über Pläne und Visionen. Aber die Umsetzung lässt zu wünschen übrig.

Achten Sie mehr darauf, was ein Mensch tut, und nicht, was er plant oder verspricht, was er gerne mit Ihnen tun würde oder was er mit Ihnen vorhat. Wenn Ihnen ein Mensch erzählt, dass er Sehnsucht nach Ihnen hat, dann sollten Sie sich fragen, warum er dann nicht bei Ihnen ist. Wenn Ihnen ein Mensch erzählt, dass er gerne mit Ihnen zusammenziehen möchte, dann sollten Sie irgendwann beginnen sich zu fragen, warum Sie immer noch getrennt wohnen. Suchen Sie immer noch nach Entschuldigungen für sein Verhalten bzw. sein Hinhalten? „Nach dem Projekt wird er sicher mehr Zeit

haben", „seine Scheidung hat ihm wirklich zugesetzt", „er hat so viel zu tun", „er ist ein Spätzünder, aber er ist auf dem Weg zu mir". Kommen Ihnen solche Aussagen bekannt vor? Bitte vergessen Sie diese Erklärungen! Ein Mensch, der nach Ihnen Sehnsucht hat, wird die Zeit und den Weg zu Ihnen finden. Ein Mensch, der mit Ihnen leben möchte, tut es. Ein Mensch, der Sie heiraten möchte, tut es. Wahrhaftige Liebe bringt uns alle über die schlimmste Trennung oder Scheidung hinweg. Hören Sie auf, Erklärungen zu finden, für die es nur eine Antwort gibt. Dieser Mensch spricht nur über eine Beziehung, ohne sich wirklich darauf einzulassen. Bringen Sie für sich selbst Verständnis und Mitgefühl auf, stellen Sie diesen Menschen zur Rede oder gehen Sie.
Viele Männer geben vor, die Zukunft mit Ihnen gemeinsam verbringen zu wollen, um in der Gegenwart auf seine Kosten zu kommen. Und dabei muss es sich nicht immer nur um Sex handeln, oft geht es auch um Bequemlichkeit, Sicherheit und Status. „Sie ist mein größter Besitz", sagen solche Männer in vielen Fällen. Achtung, liebe Frauen, bei solchen Äußerungen handelt es sich nicht um Liebe. Achten Sie auf Ihr Gefühl und ziehen Sie in Erwägung, dass Sie es vielleicht mit einem Blender oder einem Peter Pan zu tun haben.

Es ist unwesentlich, was Ihnen ein Mensch erzählt, konzentrieren Sie sich darauf, was ein Mensch tut. Liebe lebt nicht nur von Worten, sondern in erster Linie von Taten. Liebe tut man.

Kennen Sie Männer, die einerseits die Verliebtheitsphase genießen, sich eine tragfähige Beziehung wünschen, und andererseits die Entwicklung einer tragfähigen Partnerschaft mit all ihren Höhen und Tiefen verhindern? Was müsste passieren, dass sich die aktuelle Verliebtheit in tiefe Liebe umschlägt und eine tragfähige Beziehung aufgebaut werden kann? Lukas sucht die perfekte Welt, obwohl das Menschsein Perfektion ausschließt. Alle Menschen machen Fehler, was völlig in Ordnung ist. Nur sollten wir aus Fehlern lernen, damit wir uns weiterentwickeln können. Oft genug werden richtige Verhaltensweisen ignoriert, das Fehlverhalten aber eingeübt, weil es keine negativen Konsequenzen gab.

Wir alle haben Stärken und Schwächen. Zeugt es aber nicht von Stärke, wenn Schwächen zugelassen werden können? Lukas dürfte auch keine Angst davor haben, seiner zukünftigen Partnerin zu sagen, was er wirklich fühlt, wovor er Angst hat, was er sich wünscht und braucht. Ein wichtiger Faktor in einer Beziehung ist die Regulierung von Nähe und Distanz, denn jeder Mensch hat andere Ansichten und Ansprüche, sowohl was Nähe als auch Distanz betrifft. Lukas liebt auch das Gefühl von Sehnsucht, was er aber nicht ausleben kann, wenn der Partner immerfort bei ihm ist. Vielleicht mag er deshalb den Beginn einer Beziehung so sehr, weil es da noch das Gefühl der Sehnsucht gibt.

Kommt Ihnen das bekannt vor? Er drückt sich vor Verantwortung und schiebt seine Aufgaben ständig vor sich her. Er widmet sich hauptsächlich den amüsanten Dingen des Lebens, weil für ihn Spaß und Freude am Leben das Wichtigste sind. Das ganze Leben sieht er als große Party oder zumindest seine Freizeit. Wenn ihm etwas nicht gelingt, sucht er die Schuld niemals bei sich selbst, sondern bei Ihnen oder jemand anderen aus seinem Umfeld. Zu tiefer Liebe Ihnen gegenüber ist er nicht in der Lage. Meist versucht er seine Unsicherheit durch Macho-Gehabe zu kompensieren. Aufgrund seiner blühenden Phantasie entwickelt er häufig Tagträume. Echte Freunde hat er wahrscheinlich nicht, bestenfalls irgendwelche Bekannte, bei denen er Halt sucht. Sein Selbstvertrauen ist bescheiden ausgeprägt, was er aber gut überspielen kann.

Jemand, der unter dem Peter-Pan-Syndrom leidet, will auf jeden Fall geliebt werden und findet meist Frauen, die überfürsorglich und sehr nachgiebig sind. Diese Frauen sind meist auf Harmonie bedacht, weil sie große Angst vor einer Trennung haben. Die typische Partnerin von einem Peter-Pan-Mann will im Grunde gar nicht, dass ihr kindlicher und wenig selbstsicherer Mann seine Selbstständigkeit findet, denn von diesem Zeitpunkt an würde er sie doch nicht mehr benötigen, er könnte sie verlassen.

Wenn es Ihnen nichts ausmacht, bleiben Sie mit Ihrem Partner, der ein halbes Kind ist, zusammen oder suchen sich ein ähnliches Exemplar, das Sie bemuttern und versorgen können, ohne dass Sie Vergleichbares von ihm zurückbekommen. Wundern Sie sich aber nicht, wenn Sie sich ständig in der Mutter-Rolle befinden.
Wurden Sie von einem Peter-Pan-Mann verlassen, sind Sie nicht wirklich zu bedauern, denn Sie haben keinen Mann, sondern einen Tagträumer verloren, mit dem eine gemeinsame Zukunft kaum befriedigend sein wird, da er nicht vorhat, jemals erwachsen zu werden. Aufgrund seiner mangelnden Selbstsicherheit benötigt er immer wieder Anerkennung von außen, wie es auch aus unseren beiden Fallbeispielen zu entnehmen war. Ein Peter-Pan-Mann bricht Ihnen das Herz, weil er nicht erwachsen wird. Die Wahrscheinlichkeit ist gering, dass er mit Ihnen eine gemeinsame Zukunft in die Tat umsetzt, wenn doch, wird es nicht erfüllend für Sie sein, denn sein Lebensmotto lautet: „forever young". Charme und schöne Augen allein reichen gewiss nicht, wenn Sie Kinder großziehen und gemeinsam alt werden wollen. Kindlichkeit, Unbekümmertheit und Unzuverlässigkeit eines Partners werden Sie eines Tages sanft aus Ihren Träumen reißen.
Wenn Sie in Zukunft eine reife Partnerschaft anstreben, lassen Sie die Finger von einem Mann, der unter dem Peter-Pan-Syndrom leidet. Er wird Sie nicht glücklich machen können, weil er die erforderlichen Eigenschaften und Fähigkeiten in keiner Weise besitzt und darüber hinaus zu sehr auf sein eigenes Wohl bedacht ist. Wenn Sie ein Auto kaufen möchten, werden Sie sich auch keinen Wagen ohne Motor besorgen, nur weil er einen attraktiven Kühlergrill und große Lautsprecher aufweisen kann.

Rache ist süß

Rachegedanken entstehen in erster Linie durch ungerechte Behandlung, Hass, Eifersucht, Kränkung, Beleidigung oder körperliche Verletzung durch eine andere Person. Rache dient dazu, Vergeltung an einer anderen Person zu üben, die uns einen seelischen Schaden zugefügt hat. Möglicherweise wurden wir verletzt, betrogen oder verlassen. Wir sind verzweifelt und fühlen uns innerlich leer. Unser Selbstwert und unser Sicherheitsgefühl sind ins Schwanken geraten und wir fürchten uns davor, die Zukunft alleine verbringen zu müssen. Wir haben unserem Partner vertraut, er hat unser Vertrauen missbraucht, unser Glaube an eine gerechte Welt ging verloren. Deshalb hegen wir Rachepläne gegenüber unserem Ex-Partner, wollen Gerechtigkeit herstellen und wieder Respekt vor uns selbst haben. Je geringer unser Selbstwertgefühl und je stärker unser Gerechtigkeitssinn ausgeprägt sind, desto größer ist unser Bedürfnis nach Rache. Wir wollen ihm einen Denkzettel verpassen.

Was die eine Person kaum berührt, kann für eine andere eine zerstörerische, traumatische Erfahrung bedeuten. Manche Personen verlieren nach einer Trennung vom Partner völlig die Fassung.

Haben Sie selbst nicht schon einmal mit dem Gedanken gespielt, sich an einem Menschen zu rächen, weil dieser Sie ungerecht behandelt hat? Wahrscheinlich haben Sie im letzten Moment doch noch auf eine Rachehandlung verzichtet, weil Ihnen die Konsequenzen und die Sinnlosigkeit klar geworden sind. Vielleicht haben Sie wirklich gerade aus diesem Grund darauf verzichtet und nicht auf die gleiche primitive Art Gleiches mit Gleichem vergolten.

Wenn aus Gedanken Taten werden

Beinahe täglich ist aus verschiedensten Tageszeitungen zu entnehmen, dass es aufgrund von Kummer mit der Liebe zu Rachegedanken und im Extremfall zu Rachehandlungen, Mordversuchen und Suizid kommen kann. Lesen wir einige Beispiele dazu.

Ein junger Mann steckt aufgrund von Liebeskummer das Auto seiner Ex-Partnerin in Brand, wobei ein enormer Sachschaden entsteht. Er wird zu zwei Jahren Haft auf Bewährung verurteilt.

Ein anderes Ergebnis eines Eifersuchtsdramas ist ein Bomben-

alarm, der zur Notlandung einer Passagiermaschine im Norden Europas führte. Ein Mann stand im Verdacht, ein Terrorist zu sein, und wurde kurzerhand am Flughafen festgenommen. In Wahrheit wollte er ins Ausland fliegen, um dort zu heiraten. Seine eifersüchtige Ex-Freundin versuchte diese Hochzeit zu verhindern und löste deshalb falschen Alarm aus. Da die Polizei trotz intensiver Suche keinen Sprengstoff fand, wurde der als Terrorist geltende Mann wieder freigelassen, flog weg und heiratete seine neue Freundin.
Eine enttäuschte Frau wiederum zeigte ihren Ex-Partner bei der Polizei an und behauptete, dass sie von ihm vergewaltigt und zur Prostitution gezwungen worden sei. Nach umfangreichen Ermittlungen stellte sich aber heraus, dass die junge Frau lediglich Rachegedanken hegte und sich an ihrem Ex-Partner rächen wollte, weil er die Beziehung beendet hatte. Ihre Anschuldigungen waren schlichtweg erfunden. Dafür erhielt die rachsüchtige Dame eine Haftstrafe wegen Verleumdung.
An einem Weihnachtsabend rastete ein junger Mann vor lauter Eifersucht völlig aus. Er lauerte seiner Ex-Freundin vor dem Haus ihres neuen Freundes auf und wollte sie mit Gewalt in sein Auto zerren. Als sich die Frau wehrte, schlug er ihr mit einem Schraubenschlüssel mehrmals auf Kopf und Nacken. Das Opfer konnte zwar aus dem Wagen flüchten, wurde von dem Tobenden aber verfolgt und erneut geschlagen, selbst als die Frau bereits am Boden lag. Als ihr Lebensgefährte schließlich zu Hilfe kam, attackierte der Eifersüchtige auch ihn mit dem Werkzeug. Der neue Lebensgefährte der Frau vermochte aber die Schläge mithilfe einer Gartenschaufel abzuwehren. Es gelang ihm sogar, den Angreifer zu überwältigen und so lange festzuhalten, bis die Polizei eintraf. Die junge Frau wurde mit schweren Verletzungen in ein Krankenhaus gebracht.
Ein älterer Mann schießt aus Eifersucht seiner Ehefrau eine Kugel in die Brust, denn er konnte sich ein Weiterleben ohne sie nicht vorstellen. „Wenn ich sie nicht haben kann, soll sie lieber tot sein, bevor sie mit einem anderen Mann ihr Leben verbringt.“

Rache und psychische Probleme

Es ist nicht verwunderlich, dass es einen Zusammenhang zwischen übermäßigen Rachegefühlen und psychischen Störungen gibt, und in keinem der beschriebenen Fälle hat der Rächer einen Vorteil für sich herausziehen können, und schon gar nicht „Gerechtigkeit".

Rache in der Phantasie ist jedenfalls erlaubt, wird sogar empfohlen und kann bei der Bewältigung von Konflikten durchaus hilfreich sein. Das heißt, Rachegefühle können mitunter kurzfristige Erleichterung verschaffen, Rachehandlungen sind aber generell negativ. Mithilfe von Rachehandlungen wollen wir zwar unseren Selbstwert wieder herstellen, aber Rache schafft nur neues Unrecht. Wenn wir uns an jemandem rächen, dann besteht außerdem die Gefahr, dass der andere die Botschaft hinter unserem Racheakt nicht versteht, sich von uns bedroht fühlt und noch heftiger zurückschlägt. Es entsteht ein Teufelskreis, ein sogenannter Rachezirkel. Sehr schnell kommt man auch mit dem Gesetz in Konflikt.

Nach Jürgen Maes gibt es in den meisten Fällen vier zentrale Ursachen, die zu Rachegefühlen führen:

- der Wunsch nach Wiederherstellung des Selbstwertes
- der Wunsch nach Wiederherstellung von Sicherheit
- der Wunsch nach Wiederherstellung von Gerechtigkeit
- Ungerechtigkeitsempfinden

Anstelle sich an Ihrem Ex-Partner zu rächen und ihn in eine unangenehme Situation zu bringen, gibt es folgende konstruktivere Mittel oder Lösungen:

- direkt um Klärung bitten und seine Enttäuschung äußern
- frühzeitig über seelische Verletzungen und Kränkungen sprechen
- einen Brief schreiben (muss nicht aufgegeben werden)
- einen leeren Stuhl vor sich aufstellen, sich vorstellen, dass der Ex-Partner gegenüber sitzt, und ihm die Meinung sagen

- sich in Gedanken ausmalen, wie man sich an ihm rächt
- durch körperliche Betätigung Wut abbauen
- das eigene Selbstwertgefühl stärken
- die Situation humorvoll betrachten

Was können Sie tun, wenn Sie persönlich eine schmerzhafte Ungerechtigkeit erfahren haben und mit dem Gedanken spielen, Ihrem Ex-Partner durch einen Racheakt zu schaden? Sie könnten sich folgende Fragen stellen:

- Lebt es sich wirklich so gut mit der Vorstellung, jemand zu sein, der selbst grausam gehandelt hat, der es „nötig hatte", auf diese Art zurückzuschlagen?
- Ist die persönliche Welt danach tatsächlich wieder sicherer und kontrollierbarer?
- Oder wäre es nicht bequemer, angenehmer und dem Selbstwert dienlicher, sich als jemanden zu sehen, der „das" souverän und gelassen wegstecken kann, der es eben nicht nötig hat, Gleiches mit Gleichem zu vergelten und genauso „primitiv" zu handeln wie der Gegner?
- Ist das Ergebnis denn jetzt wirklich gerecht? Oder wurde eventuell ein bisschen zu viel oder zu wenig zurückgeschlagen?
- Wie kann ich zweifelsfrei wissen, ob ein Ergebnis gerecht ist? Was ist gerecht?

Die nächsten Fragen von Stuckless und Goranson (1992) sind ein anerkanntes Instrument, um Ihre Racheneigung zu erfassen. Wenn Sie die zehn folgenden Aussagen für sich bestätigen können, ist Ihre Racheneigung extrem hoch:

- Es ist wichtig für mich, mich an Leuten zu rächen, die mich verletzt haben.
- Egal wer mich verletzt, ich stelle das richtige Verhältnis wieder her.
- Es ist nichts Falsches daran, es jemandem heimzuzahlen, der einem etwas angetan hat.

- Ich werde nicht nur böse, ich zahle es auch heim.
- Ich handle nach der Devise: Auge um Auge, Zahn um Zahn.
- Wenn mich einer in Schwierigkeiten bringt, sorge ich dafür, dass er das bereut.
- Wenn mich jemand ungerecht behandelt, kann ich nicht in Ruhe leben, bis ich Rache geübt habe.
- Die Ehre erfordert es, es jemandem heimzuzahlen, der mich verletzt hat.
- Wenn mich einer provoziert, verdient er auch die Bestrafung, die ich ihm zuteilwerden lasse.
- Rache ist süß.

Wenn die zehn folgenden Aussagen auf Sie zutreffen, ist Ihre Racheneigung äußerst gering:

- Es lohnt die Zeit und den Aufwand nicht, es jemandem heimzuzahlen, der mich ungerecht behandelt hat.
- Es ist immer besser, auf Rache zu verzichten.
- Ich handle nach dem Motto: Lass Vergangenes vergangen sein.
- Ich finde es einfach, denen zu vergeben, die mich verletzt haben.
- Ich bin keine besonders rachedurstige Person.
- Rache ist moralisch gesehen falsch.
- Leute, die immer auf Rache bestehen, sind abstoßend.
- Normalerweise ist es besser, gnädig zu sein, als Rache zu üben.
- Es ist immer besser, die andere Wange hinzuhalten.
- Ich würde mich selbst schämen, wenn ich ein Bedürfnis nach Rache spüren würde.

Ausweg aus den Rachegedanken

Im Falle einer extrem hohen Racheneigung, durch die Ihre Lebensqualität massiv herabgesetzt wird, wäre ein Besuch bei einem Psychotherapeuten auf jeden Fall empfehlenswert.

Menschen sind nicht von Geburt an böse, aber aufgrund schlechter Erfahrungen, zum Beispiel Misshandlungen oder auch Vernachlässigung in der Kindheit, kann es dazu kommen, dass Menschen häufig rabiat handeln. Auch Persönlichkeitsstörungen oder psychische Erkrankungen können eine Erklärung für boshaftes und rücksichtsloses Verhalten sein, auf keinen Fall sind sie aber eine Entschuldigung dafür. Bei Gewaltverbrechern ist auffällig, dass sie mangelnde Impulshemmung und Empathie aufweisen, außerdem haben sie laufend das Gefühl, bedroht zu werden.

Werden Sie zum Lebenskünstler. Nehmen Sie sich jemanden zum Vorbild, der ein glückliches und zufriedenes Leben führt. Glückliche und zufriedene Menschen hegen zwar gelegentlich auch Rachegedanken, aber sie belassen es dabei. Sie können sich über einen Gegner in Gedanken lustig machen und damit etwas für Ihre Seelenhygiene tun. Wir können zeitweise auch mit dem Leben spielen und müssen nicht immer kämpfen. Wir können dem Leben mit Leichtigkeit begegnen, auch sollten wir das Spielen nicht verlernen. Man kann sich auch an einfachen Dingen freuen, das kann ablenken und Sie werden sehen, wie viele schöne Dinge es gibt. Um über eine Kränkung hinwegzukommen, ist die Rache in der Phantasie sehr hilfreich. Wir Menschen sind in der Lage, Racheaktionen geistig durchzuspielen, und können auf diese Art Rachegelüste deutlich reduzieren, denn Rache tatsächlich auszuüben, ist eine feige Form der Trauer.

Negative Auswirkungen auf Körper, Geist und Seele

Die Liebe ist ein sehr intensives Gefühl, der Liebeskummer dagegen ist noch viel heftiger und auch länger andauernd. Sowohl das Gefühl der Liebe als auch das des Liebeskummers wirken sich auf unser körperliches, seelisches und auch geistiges Wohlbefinden sehr massiv aus. Es gibt demzufolge eine Wechselwirkung zwischen der Seele und dem Körper.

Auch wenn der Kummer mit der Liebe oft nicht ernst genommen, verharmlost oder belächelt wird, bedeutet er ähnlich wie bei Trauer und Tod eine extreme Stresssituation für Körper, Geist und Seele und kann fatale Auswirkungen zur Folge haben. Folgende Symptome können auftreten, wenn auch nicht bei jedem Menschen und nicht immer in gleicher Intensität:

- Beruf und Alltagspflichten werden von manchen Menschen vernachlässigt oder können nicht oder nur schwer bewältigt werden.
- Häufig werden soziale Kontakte gemieden oder eingestellt.
- Lustlosigkeit in allen Lebensbereichen kann auftreten.
- Psychosomatische Störungen (z. B. Magen- und Darmbeschwerden, Kopfschmerzen, Herz-Kreislauf-Probleme) sind möglich.
- Schlaflosigkeit, Appetitlosigkeit, Essattacken, Depressionen, Konzentrationsschwierigkeiten können auftreten.
- Es kann zu Alkohol-, Tabletten- oder Drogenmissbrauch kommen.
- Manchmal tauchen Zukunftsängste und Pessimismus auf.
- In ganz dramatischen Fällen kann es zu suizidalen Gedanken oder Handlungen kommen: Diese Menschen brauchen unbedingt professionelle Hilfe!
- Es können auch Rachegedanken auftreten.

Bei manchen Menschen, die sich im Liebeskummer-Schmerz befinden, steht das rationale Denken und Handeln in krassem Widerspruch zu ihrer emotionalen Befindlichkeit, was zu einer sehr spannungsgeladenen Psychodynamik führen kann. Das heißt, Verstand und Herz konkurrieren miteinander.

„Ja, mein Verstand weiß es genau, ich muss mich trennen, aber mein Herz schreit bei dieser Vorstellung – ich liebe ihn doch so sehr, aber es reicht, seine ständige Unzuverlässigkeit und Arbeitswut sind genug – ich gehe“, sagt Sissi zu ihrer Freundin Rita. Zwei Wochen später erzählt Sissi ihrer Freundin, dass sie sich zum wiederholten Male mit ihrem unzuverlässigen und arbeitswütigen Freund versöhnt habe: „Er war derart lieb zu mir. Wir haben uns ausgesprochen, obwohl ich genau weiß, dass es aussichtslos ist!“

„Ich trenne mich jetzt von Angelika, es reicht mir endgültig. Unzählige Male habe ich ihr aus der Patsche geholfen. Viel zu lange habe ich ihre Launen ertragen“, erzählt Markus seinem besten

Freund Christoph. Ein paar Tage später findet sich Markus mit Angelika wieder in inniger Umarmung auf seiner Couch, begleitet von hoffnungsvollen Gedanken an eine Zukunft mit ihr. Über sich selbst aber ärgert er sich.

Corina ist seit drei Jahren mit Arthur zusammen. Er ist Immobilienmakler und Alkoholiker. Arthur sucht Erleichterung bei Corina, indem er sie für sein Leid verantwortlich macht. Geringschätzende Äußerungen stehen an der Tagesordnung. Corina leidet und erleichtert ihre Seelenqualen bei ihren Freundinnen. Ungefiltert und tagtäglich klagt sie ihr Beziehungsleid. „Ich werde ihn verlassen, er macht keine Therapie, die er mir versprochen hat, es ist sinnlos." Unzählige Male verspricht sie ihren Freundinnen, diese Beziehung zu beenden. Aber Arthur macht es sich zum wiederholten Male auf ihrer Couch bequem. Das Drama setzt sich fort und das Unverständnis der Umwelt nimmt zu, ebenso das Gefühl von Zerrissenheit in Corina selbst.

Mangelndes Verständnis belastet

Menschen, die Sie immer wieder hinhalten, die sich nicht einlassen wollen oder können, die sich Ihnen immer wieder entziehen, Versprechungen machen, ohne sie einzuhalten, werden Ihnen in den meisten Fällen langfristig eher den Schlaf rauben als Sie in den Schlaf streicheln und ein beständiger Partner werden.

Auch „On-off-Beziehungen" sind für alle Beteiligten irgendwann unerträglich. Das eigene Handeln ist daher oft schwer zu verstehen. „Ich erkenne mich nicht wieder, was hat dieser Mensch aus mir gemacht, wie konnte es so weit kommen?" Fragen über Fragen von Betroffenen, die immer und immer wieder gestellt und nicht beantwortet werden können. Aber auch für Außenstehende sind solche Situationen oft schwer bis gar nicht verständlich oder begreiflich.

„Bitte, wer hat mich in dieses emotionale ‚Drama-Karussell' gesetzt, alles dreht sich, ich verliere mich, komme überhaupt nicht mehr zur Ruhe", sagt eine Klientin in einer Beratungsstunde.

In den meisten Fällen reagieren wir auf Kummer mit Rückzug. Wie ein verletztes Tier suchen wir einen geschützten Ort, um unsere Wunden zu lecken. Der Kummer mit der Liebe nagt an unserem Selbstwertgefühl, lässt uns dünnhäutig werden, raubt uns Schlaf und Appetit. Der Rückzug kann sich klar im Sozialverhalten zeigen, indem Termine (privat oder beruflich) auf ein Minimum reduziert werden. Aber auch der innerliche Rückzug in Form von weniger Anteilnahme und Niedergeschlagenheit kann sehr belastend für den Betroffenen sein.

Die körperlichen, geistigen und seelischen Auswirkungen sind unterschiedlich. Kummer mit der Liebe bedeutet für uns Stress und Belastung. Unser Körper spricht zu uns. Wir wissen bereits, dass eine Erkältung nicht ausgelöst wird, weil uns kalt war oder weil wir mit nassen Haaren am Balkon gestanden sind. Bei einer Erkältung handelt es sich um eine Infektionskrankheit, die durch Tröpfcheninfektion über Mund und Atemwege oder über Berührung übertragen wird. Ebenso verhält es sich bei Magengeschwüren, die von einem Bakterium namens Helicobacter pylori ausgelöst werden. Ein geschwächtes Immunsystem ermöglicht somit günstige Bedingungen für eine Erkrankung.

Es ist bekannt, dass sich Stress negativ auf unser Immunsystem auswirkt, ebenso stellt der Kummer mit der Liebe eine eindeutige Belastungssituation dar. Auch negative Gedanken bedeuten Stress und schwächen Körper, Geist und Seele.

Vielleicht kennen Sie Menschen, die seit geraumer Zeit ihre Schmerzen mit sich tragen, einen aufwändigen Ärztemarathon hinter sich und dennoch keine anerkennenswerte Diagnose bekommen haben. Vielleicht haben Sie selbst auch Ähnliches erfahren? „Mit Ihrem Magen-Darm-Trakt ist alles in Ordnung!“, sagt der Arzt zu seiner Patientin, während er den Befund liest. „Wo kommen dann meine quälenden Magenschmerzen und ständigen Verdauungsprobleme her?“, fragt sie.

Molly, 43, Sachbearbeiterin

Molly arbeitet als Sachbearbeiterin in einem kleinen Unternehmen. Kurz nach ihrem 16. Hochzeitstag erfährt sie von einer Affäre ihres Mannes. Ihr Leidensweg beginnt. Die Scheidung folgt ein Jahr später.

Molly schildert ihren Kampf folgendermaßen: „Als ich von der Affäre meines Mannes erfahren habe, brach eine Welt für mich zusammen. Ich hätte früher meine Hand für ihn ins Feuer gelegt. Die ersten Tage war ich wie in Watte gepackt, ich dachte, ich werde verrückt, aber ich musste mich schon wegen meiner 13-jährigen Tochter zusammenreißen. Zu Beginn kämpfte ich um meinen Mann, wir diskutierten nächtelang, ich schleppte mich erschöpft zur Arbeit. Konnte kaum essen, schlafen, mich konzentrieren. Alles verlor seine Sinnhaftigkeit. Wir wollten doch bis in alle Ewigkeit zusammenbleiben. ‚Es tut mir leid, aber ich liebe Dich nicht mehr', sagte er. Ich konnte es nicht mehr hören, wollte es aber verstehen und bohrte weiter. ‚Wo ist die Liebe hin?', fragte ich ihn immer wieder. Er wusste keine Antwort.

Zu meinen seelischen Schmerzen gesellten sich darüber hinaus noch körperliche. Krankenstandstage sowie Arztbesuche häuften sich. Kopf- und Magenschmerzen wurden mit Schmerzmitteln behandelt. Meine Nacken- und Rückenschmerzen erfuhren eine physiotherapeutische Behandlung. Gegen meine Schlafstörungen und die Antriebslosigkeit erhielt ich sanfte Kombipräparate.

Ich wagte es kaum, meinem Arzt ins Gesicht zu sehen, teilte ihm aber dennoch artig mit, dass es mir bereits viel besser ginge. Wir wussten beide, dass es nicht der Wahrheit entsprach. Ein halbes Jahr war vergangen und mein Arzt schlug mir einen dreiwöchigen Kuraufenthalt vor. Ich stimmte zu – drei Wochen nur für mich, keine Pflichten, keine Arbeit, kein Kind. Endlich eine Pause! Beim Kurarzt angekommen, legte ich all meine Befunde sowie meine Medikamentenliste vor. Der Kurarzt hob verwundert eine Augenbraue und fragte mich ‚Haben Sie einmal professionelle psychologische Unterstützung in Betracht gezogen?'. Ich wurde verlegen. Ich halte mich

zwar insgesamt für eher aufgeschlossen, aber was soll ich beim Psychologen, wie kann der mir helfen, ich habe Schmerzen. Mein Kurarzt erklärte mir sehr verständnisvoll, wie seelische Schmerzen auf der körperlichen Ebene ihren Ausdruck finden können. Ich hörte interessiert zu und erzählte danach zum ersten Mal jemandem, dass mein eigentlicher Leidensweg mit dem Ende meiner Ehe begann.
Ich fixierte mit der Psychologin vor Ort einen Termin und freute mich gewissermaßen auf dieses Gespräch – ich war gespannt darauf. Die Stunde mit der Psychologin empfand ich als sehr erleichternd. Es war wohltuend wie Balsam, sich endlich einmal all den Schmerz von der Seele reden zu können und meine Gedanken und Gefühle zu ordnen. Schuldfragen wurden aufgelöst, Selbstzweifel angesprochen. Nach dieser Stunde ging ich fast schmerzfrei aus dem Raum. Mich begleitete eine riesige Portion Hoffnung, Mut und Zuversicht.
Natürlich gab es immer wieder Rückschläge, es gab auch Tränen und eine Menge Verzweiflung. Nach meiner Rückkehr habe ich mir eine Therapeutin vor Ort gesucht, um mit ihrer Hilfe meinen negativen Zustand zu bewältigen. Jetzt, eineinhalb Jahre später, kann ich wieder ein- und durchschlafen, essen und mein Leben hervorragend bewältigen. Ich benötige keine Medikamente mehr. Ich achte sehr auf mich, habe mich in einen Tanzkurs eingeschrieben und gehe wieder regelmäßig wandern. Auf einen neuen Mann möchte ich mich noch nicht einlassen, aber ich bin zuversichtlich und sehr neugierig, was die Zukunft für mich parat hält."

Ingrid, 38, Restaurantfachfrau

Ingrid erzählt von ihrer plötzlichen Trennung vor sechs Wochen. „Ich kann es überhaupt nicht fassen, mein Hirn und mein Herz sind vollkommen überfordert. Wie konnte er mir das antun? Wir waren sechs Jahre zusammen und vor sechs Wochen sagt er nebenbei beim Abendessen, dass er mich nicht mehr liebt. Ich habe seitdem acht Kilo abgenommen, kann kaum bis gar nicht mehr schlafen, essen oder arbeiten. Wir wollten doch Kinder, und jetzt

ist alles aus. Wo soll ich hin, wie soll es weitergehen?, meine Gedanken machen nie Pause, ich bin erschöpft, weiß gar nicht, was nicht weh tut, mein Körper schmerzt.
Ich will, dass die Traurigkeit und meine Tränen verschwinden. Ich kann nicht mehr. Ich will nur noch, dass dieser Schmerz aufhört, und dann werde ich nie wieder eine Beziehung eingehen. Nie wieder soll mir jemand so nahe kommen und die Möglichkeit haben, mich zu verletzen. Ich möchte das irgendwie überleben und dann alleine bleiben", sagt Ingrid verzweifelt.

Wenn Sie körperliche Schmerzen haben, gehen Sie zum Arzt, erzählen Sie aber, was passiert ist. Ein einfühlsamer Arzt wird Ihren Schmerz ernst nehmen, wenn Sie es selbst auch tun. Versorgen Sie sich gut, nehmen Sie sich Zeit für diese Lebensphase. Auch wenn Sie jetzt von allen möglichen Gefühlen überrollt werden, lassen Sie diese zu, aber lassen Sie sich selbst nicht wegschwemmen. Holen Sie sich Unterstützung, lassen Sie sich trösten und trösten Sie sich selbst.
Enttäuschungen gehören zum Leben. Durch diese wachsen wir und entwickeln uns weiter. Hadern Sie nicht mit Ihrer Vergangenheit und Ihren Entscheidungen. Schließen Sie die Liebe nicht gänzlich aus Ihrem Leben aus, lassen Sie sie nur eine Zeit lang ruhen.

Du kämpfst darum, etwas ungeschehen zu machen, was in der Vergangenheit liegt – kämpfe dafür, das Heute lebenswerter zu machen!

Um zu überprüfen, in welchem Ausmaß sich Ihr Leben aufgrund von Liebeskummer verändert hat, machen Sie folgenden Selbsttest.

Selbsttest

Haben sich Ihre Ess- und Trinkgewohnheiten verändert bezüglich ...

▷ Häufigkeit, Menge und Qualität der Mahlzeiten?

▷ Geschmacksintensität (alles schmeckt gleich)?

▷ Konsum von Alkohol, Kaffee oder Energy-Drinks?

▷ Trinken von weniger Wasser, Säften und Tees?

Neigen Sie verstärkt zum Konsum von ...

▷ Tabak?

▷ Medikamenten (Schlafmittel, Beruhigungsmittel ...)?

▷ illegalen Drogen?

Hat sich Ihr Schlafverhalten verändert?

▷ Einschlafprobleme?

▷ Durchschlafprobleme?

▷ Morgendliches frühes Erwachen?

▷ Albträume oder unangenehme Träume?

Leiden Sie unter Konzentrationsschwierigkeiten?

Haben Sie Schmerzen? Wenn ja, welche und in welchen Körperbereichen?

Fühlen Sie sich ...

▷ hoffnungslos?

▷ energielos?

▷ lustlos?

▷ antriebslos?

▷ planlos?

▷ teilnahmslos?

Haben Sie Ihre gewohnten Aktivitäten verändert oder gar aufgegeben?

Ernährung

Ihr Körper braucht Nahrung! Zu wenig, zu viel oder falsche Ernährung führen zu Mangelerscheinungen, unerwünschtem Gewichtsverlust oder -zunahme. Völle- oder Hungergefühle können unsere Konzentration beeinträchtigen, Müdigkeit und Trägheit mit sich bringen. Zu viel Alkohol, Kaffee, aufputschende Getränke sowie Zigaretten bringen vielleicht einen kurzfristigen Energieschub und ein Gefühl der Erleichterung und Entspannung, aber langfristig richten die darin enthaltenen Substanzen mehr Schaden als Nutzen an. Dehydrierung bzw. Flüssigkeitsmangel führt zu Müdigkeit, Schlafstörungen, Konzentrationsschwierigkeiten, Aufmerksamkeitsstörungen oder Kopfschmerzen und verursachen letztendlich organische Schäden.

Alkohol, Tabak, Medikamente und illegale Drogen

Medikamente und (illegale) Drogen haben noch mehr Nebenwirkungen und führen langfristig ebenfalls zu gesundheitlichen Schäden, abgesehen davon, dass sie ein mögliches Suchtproblem mit sich bringen.

Schlafgewohnheiten

Wenn Sie unter Schlafschwierigkeiten leiden, achten Sie auch auf Ihr Essverhalten. Wenn Sie spät und reichlich essen oder hungrig schlafen gehen, behindern Sie einen gesunden Schlafrhythmus. Bemühen Sie sich, ein paar Stunden bevor Sie schlafen gehen, nichts mehr zu essen. Trinken Sie keine aufputschenden Getränke. Trinken Sie Kräutertees oder Wasser. Gehen Sie, wenn möglich, spazieren oder setzen Sie sich eine Weile an die frische Luft. Lüften und verdunkeln Sie Ihren Schlafraum. Verbannen Sie Ihr TV-Gerät aus dem Schlafzimmer. Lesen Sie ein entspannendes Buch, das Sie vielleicht sogar zum Lachen bringen kann. Nehmen Sie Ihre Gedanken zu Hilfe: „Ich schlafe in zehn Minuten ein und schlafe tief und fest bis morgens um 7 Uhr." „Meine Atmung fließt ruhig und gleichmäßig, mein Herz schlägt ruhig und kräftig. Ich bin ruhig und entspannt." Üben Sie diese oder ähnliche positive Sätze, machen Sie diese zu Ihrer Haltung, verinnerlichen Sie diese Sätze, ohne zu verkrampfen.
Denken Sie an einen schönen Moment des heutigen Tages, vielleicht eine nette Begegnung, aufmunternde Worte, ein Lob, ein Lächeln, welches Sie flüchtig aufgefangen haben. Vielleicht haben Sie einen guten Kaffee getrunken oder etwas Gutes gegessen oder ein anderes nettes Erlebnis gehabt – was auch immer. Sammeln

Sie positive Momente in Ihrem Leben. Lenken Sie Ihre Aufmerksamkeiten auf angenehme, wohltuende Momente, Begegnungen und Aktivitäten.

Mangel an Konzentration und Aufmerksamkeit, Änderung in Aktivitäten

Unausgewogene Ernährung, mangelnder Schlaf und schädigende Substanzen sind wesentliche Einflussfaktoren auf Konzentrationsfähigkeit und Aufmerksamkeit.
Auch unsere Gedanken können sich negativ auswirken. Wenn Zuversicht und Hoffnung vollkommen verloren gingen und Ihre Gedanken und Gefühle nur noch voll von Traurigkeit, Wut und Zweifel sind und Sie sich mit unendlich vielen Fragen quälen, suchen Sie Entlastung. Auch wenn Sie energie-, lust- und planlos sind und Aktivitäten, die Sie sonst gerne mögen, reduziert oder ganz aufgegeben haben, suchen Sie Unterstützung.
Nehmen Sie ein Blatt Papier und schreiben Sie Ihre Gefühle nieder. Sprechen Sie mit Vertrauenspersonen oder professionellen Beratern. Suchen Sie die Nähe von jenen Menschen, die Ihnen guttun und auch in schweren Zeiten für Sie da sind. Verbringen Sie Zeit mit Menschen, die Sie in den Arm nehmen und Ihnen Verständnis und Geborgenheit geben können.
Wenn die körperlichen und seelischen Qualen nicht besser werden, suchen Sie einen Arzt auf, besprechen Sie mit ihm auch unter allen Umständen Ihre persönliche Situation. Erzählen Sie Ihre Geschichte.

Bewältigungsstrategien von Frauen und Männern

In der Praxis zeigt sich ein deutlicher geschlechtsspezifischer Unterschied im Umgang mit dem Kummer mit der Liebe. Männer bewältigen ihren Schmerz größtenteils mit Aktivität: Arbeit, Projekte, Sport oder Hobby. Männer gehen auch schneller wieder eine neue Partnerschaft ein. Sie blenden den Schmerz weitgehend aus

und versuchen sich auf diese Weise zu trösten, ohne den Kummer wirklich zu bewältigen.
Die Bewältigungsstrategie der Frauen liegt in den meisten Fällen in der Kommunikation. Frauen wollen darüber reden, suchen Zuspruch und Verständnis. Waren zwei Frauen anfangs im Beruf nur Kolleginnen, sind sie im Schmerz plötzlich beste Freundinnen und lassen ihrem Kummer freien Lauf. Alles wird besprochen und analysiert. Die intimsten Details werden preisgegeben. Intensive Auseinandersetzung mit dem Schmerz führt in vielen Fällen auch zu einer schnelleren Bewältigung.
Wie sieht es mit der Kommunikation bei den Männern aus? „Wir lassen uns scheiden" kommt meist erst dann über die Lippen der Männer, wenn der Scheidungstermin schon längst vorüber ist. Oft sind Männer auch sehr verletzt, wenn die Ex-Partnerin die Neuigkeit bereits erzählt hat. „Warum musst Du überall herumerzählen, dass ich ausgezogen bin?", fragt Jürgen seine Ex-Frau. Sie antwortet total verwundert: „Du bist vor drei Monaten in eine neue Wohnung gezogen, Nachbarn, Familie, Freunde und Bekannte, die weiterhin vorbeikommen, merken das doch, und warum soll ich es verheimlichen?"
Männer sind selten in der Lage, eine klärende Antwort auf die Frage, warum es eigentlich zur Trennung oder Scheidung kam, zu geben. Ahnungslosigkeit, Unwissenheit und Verständnislosigkeit spielen eine große Rolle. Außer bei offensichtlichen Gründen, zum Beispiel einer Affäre.
Männer sind selten bereit, über ihre intimen Erfahrungen und Erlebnisse zu sprechen. Wie großartig eine Frau in sexueller Hinsicht ist, wird hingegen gerne detailreich beschrieben. Die Beziehungsschwächen des Mannes in partnerschaftlicher Hinsicht verschwinden bedauerlicherweise nur allzu gerne unter ihrem „Bierdeckel".
Frauen handeln eher introspektiv, Männer eher projektiv. Das heißt, Frauen zeigen eine höhere Bereitschaft, sich selbst und ihre eigenen Handlungsweisen bewusst zu beobachten bzw. zu analysieren, was gewiss mit einem hohen Leidenspotenzial verbunden ist.

Ein Beispiel dafür wären folgende typischen Aussagen einer Frau: „Wenn ich vielleicht mehr Verständnis für seine schwierige Scheidung aufgebracht hätte, würde er weniger Alkohol trinken. Ich bin ja selbst oft sehr launisch und provokant. Aber wenn er mich beschimpft, verliere ich gelegentlich die Kontrolle. Ich muss mich besser unter Kontrolle haben und verständnisvoller sein, dann geht das schon."
Eine Frage, die definitiv häufiger von Frauen als von Männern gestellt wird, lautet: „Wo liegt meine Schuld, dass es so weit kommen musste?"
Männer hingegen verwenden eher den Abwehrmechanismus Projektion. Das heißt, Männer übertragen und verlagern den eigenen innerpsychischen Konflikt auf einen anderen Menschen, in den meisten Fällen auf die Partnerin. Ein Beispiel hierfür liefert die Aussage von Max: „Seit der Geburt unseres Sohnes vor drei Monaten spielen ihre Hormone verrückt, ständig nörgelt sie, wenn ich etwas herumliegen lasse oder zu spät heimkomme. Sie wird regelrecht hysterisch, wenn ich mit den Kollegen noch auf ein Bier gehe. Ich bin kein Weichei und lasse mir nicht vorschreiben, wann ich daheim sein muss. Schließlich bringe ich die Kohle nach Hause. Wie stehe ich denn vor meinen Kollegen und Freunden da?"
An dieser Stelle möchten wir hinzufügen, dass es selbstverständlich auch Männer gibt, die sehr wohl in der Lage sind, ihre Emotionen zu besprechen, und dies als Stärke betrachten. Auf der anderen Seite gibt es auch Frauen, die verstummen, wenn es um emotionale Belange geht.
Es existieren noch immer Redensarten, die enormen Einfluss auf die geschlechtliche Identität haben und auch für das Verhalten in einer Beziehung verantwortlich sind. Beispiele dafür wären:

- „Ein Indianer kennt keinen Schmerz!"
- „Buben weinen nicht, reiß Dich zusammen!"
- „Dieses oder jenes gehört sich für ein Mädchen nicht!"
- „Mädchen, die pfeifen, und Hühner, die krähen, denen sollte man den Hals umdrehen!"

So betrachtet, wirken sich solche Phrasen in der Erziehung eher hinderlich auf die Identitätsentwicklung und das Selbstbewusstsein des Kindes aus. Die in der Kindheit erworbene Haltung kommt im späteren Beziehungsleben wieder zum Vorschein.

Gefühlskategorien

Egal, ob Frau oder Mann, unsere Gefühle, Stärken und Schwächen machen uns zu einem menschlichen Wesen. Aus vielen Geschichten ist zu entnehmen, dass Frauen weniger motiviert werden, ihre Aggressionen auszuleben und dies als Stärke zu betrachten. Ihr Aggressionspotenzial könnte ebenso gut als Durchsetzungsvermögen angesehen werden.
Männer hingegen werden kaum angeregt, ihre Traurigkeit zu zeigen und diese als Stärke anzusehen. Ebenso wie hinter der Trauer, verbirgt sich auch hinter Entrüstung und Zorn oftmals Leid, es gibt nur unterschiedliche Manifestationen.
Wir unterscheiden drei unterschiedliche Arten von Gefühlen.

Primärgefühl

Hier handelt es sich um Gefühle, die in einer bestimmten Situation zuerst in uns entstehen – eine authentische Antwort auf die Umwelt, die wir nicht erklären und nicht analysieren können.

Sekundärgefühl

Das sind jene Gefühle, die akzeptabler bzw. gesellschaftlich vertretbarer sind. Ein Mensch fühlt sich traurig, will diese Traurigkeit aber nicht zeigen und wird stattdessen wütend.
Ist das Primärgefühl bei Männern Aggression und das Sekundärgefühl Trauer, ist es beim weiblichen Geschlecht genau umgekehrt: Das Primärgefühl von Frauen ist überwiegend Trauer und das Sekundärgefühl Aggression.

Fremdgefühle
Hierbei handelt es sich um Gefühle, die unbewusst aus Gründen der Loyalität übernommen wurden. Diese Gefühle beeinflussen unsere Grundstimmung nachhaltig. Die Fremdgefühle können offen oder unterschwellig präsent sein.

Kummer mit der Liebe und Burn-out

Obwohl das Burn-out oder die Abgespanntheit im Zusammenhang mit Liebeskummer keine Krankheiten mit eindeutigen diagnostischen Kriterien sind, werden sie immer mehr zu einem wesentlichen Thema unserer Zeit. Die Zahl der Betroffenen steigt rapide an. Dieser Zustand der totalen körperlichen, emotionalen und geistigen Erschöpfung wird im Zusammenhang mit beruflicher Überlastung genannt. Auslöser sind meistens Stress bzw. Belastungssituationen, die nicht mehr bewältigt werden können. Anfangs dachte man, dass Menschen in helfenden Berufen hauptsächlich davon betroffen sind. Mittlerweile ist bekannt, dass nicht nur Krankenpflegepersonal, Sozialarbeiter, Ärzte, Therapeuten, Seelsorger etc. betroffen sind, sondern auch alle anderen Berufsgruppen. Je geringer Einkommen und Kompetenzbereich sind, desto eher ist man gefährdet. Auch Hausfrauen können unter diesem Erschöpfungszustand leiden.

Zusammenfassung der Burn-out-Phasen

- Enthusiasmus – geprägt durch großen Idealismus
- Stagnation – Handeln ohne Fortschritt
- Frustration/Niedergeschlagenheit – äußert sich oft in Zynismus
- Apathie – Ausübung der Tätigkeit nur mit großer Anstrengung möglich
- Burn-out – bei länger andauerndem Zustand der Erschöpfung

Vermehrtes Engagement, Unfähigkeit zum Entspannen, chronische Müdigkeit, Lustlosigkeit, Schmerzen ohne medizinische Befunde bis hin zu existenzieller Verzweiflung und Suizidgedanken sind nur einige charakteristische Merkmale des Burn-outs.

Das Beziehungs-Burn-out

Wir möchten an dieser Stelle den Begriff „Beziehungs-Burn-out" aufgreifen, auch wenn dieser in der Fachliteratur bis heute keinen großen Anklang gefunden hat.

Folgende Aussagen sind immer häufiger im Zusammenhang mit dem Kummer mit der Liebe zu hören: „Ich bin erschöpft vom ewigen Hin und Her in meiner Beziehung, ich fühle mich wie gelähmt von den ewigen Konflikten", oder: „Schon wieder ein bindungsunwilliger Mann, ich kann nicht mehr", oder: „Die ewigen Vorwürfe, die Unzufriedenheit und die hohen Ansprüche meiner Partnerin sind kräfteraubend", oder: „Ich fühle mich leer und lustlos, bin müde vom ewigen Kampf in der Beziehung", oder: „Ich bin es leid, so viele erfolglose Verabredungen zu haben!"

In vielen Fällen kommt auch der „Kumulierungseffekt" zum Tragen, was eine Anhäufung von mehreren Einzelbelastungssituationen bedeutet. Das heißt, es kommt zu einer ohnehin schon sehr belastenden beruflichen Situation noch ein Problem in der Partnerschaft dazu, indem der Partner gerade wegen des Jobs noch zusätzlichen Druck ausübt.

„Wenn Du diesen Fall auch noch übernimmst, dann ziehe ich aus. Ich bekomme Dich kaum noch zu sehen, ich will keinen Senior Partner der ruhmreichen Anwaltskanzlei. Ich will meinen Mann zurück, ich brauche Dich, Deine Tochter braucht Dich!", sagt Andrea lautstark zu ihrem Mann John. Dieser wiederum fleht seine Frau Andrea an: „Ich stehe unter enormem Druck, muss mich jeden Tag unter Beweis stellen, um den Partnervertrag zu bekommen, ich kann kaum noch schlafen. Ich bin ohnehin am Ende, und dann kommst Du und machst mir noch zusätzlichen Stress! Ich brauche Deine Unterstützung, es ist nur noch dieser eine Fall, ich verspreche es Dir!" Gleichzeitig denkt er sich: „Ich kann nicht mehr, ich halte diesen Druck kaum mehr aus, mein Körper schmerzt, ich

schaffe das auf Dauer nicht mehr, ich gehe zugrunde, ich muss aber durchhalten!“
Wenn Sie selbst betroffen sind, setzen Sie Prioritäten. Wer oder was ist Ihnen wirklich wichtig? Seien Sie selbstkritisch! Handelt es sich wirklich nur um eine Phase in Ihrem Leben oder ist diese „Phase“ längst zu Ihrem Lebensstil geworden? Halten Sie bewusst einmal an, entschleunigen Sie, schalten Sie einige Gänge runter und schauen Sie aus der Vogelperspektive Ihr Leben an: Welche Ziele haben Sie, was wünschen Sie sich für Ihr Leben?
Wenn Sie einen Partner an Ihrer Seite haben, der unter „Dauer-Druck“ steht und Sie immer wieder mit schönen Worten bei Laune hält, achten Sie auf Ihre Grenzen. Suchen Sie das Gespräch mit Ihrem Partner, sagen Sie ihm, dass Sie seinen Druck wahrnehmen, aber auch, was Ihnen fehlt und was Sie sich von ihm wünschen. Versuchen Sie gemeinsam einen Zeitplan für Sie beide zu erstellen. Wenn es sich um ein Arbeitsprojekt Ihres Partners handelt, tragen Sie die voraussichtliche Projektdauer ein, aber auch gemeinsame Zeitinseln für Zweisamkeit. Nehmen Sie Ihren Partner ernst, seien Sie geduldig. Wenn notwendig, suchen Sie gemeinsam Professionisten auf. Haben Sie aber das Gefühl, dass diese Phase kein Ende findet, Ihr Partner Ihre Bedenken nicht teilt und auch keine Einsicht zeigt, handeln Sie. Befindet sich Ihr Partner Ihrer Meinung nach bereits im Burn-out, stehen Sie ihm bei, achten Sie aber dennoch darauf, wie viel Einsicht und Bereitschaft von ihm ausgehen, um aus diesem elenden Zustand zu kommen. Ihren Partner können Sie schwer ändern, aber Sie selbst können sich ändern. Wenn er sich nicht aus diesem Chaos befreit, dann tun Sie es.

Kummer mit der Liebe und die Wirtschaft

Nach Ansicht vieler britischer Psychologen ist Liebeskummer eine Liebeskrankheit, die ein ernst zu nehmendes Leiden und eine enorme Belastung darstellt. Und so wirkt sich der Kummer mit der Liebe auch auf alle anderen Lebensbereiche aus.

Wirtschaftlich gesehen verursacht Liebeskummer hohe Kosten in Form von vermehrten Krankenständen, Leistungseinbußen und Fehleranfälligkeit. Ähnlich wie wir mit einer starken Verkühlung oder rasenden Kopfschmerzen keinen klaren Gedanken fassen können und deshalb oft mehr Schaden am Arbeitsplatz anrichten als wir Leistung bringen, verhält es sich auch bei akutem Liebeskummer. Eine plötzliche Trennung kann uns in einen Schockzustand versetzen, der häufig einem tranceähnlichen Zustand gleicht. Wir schleppen uns zwar zur Arbeit, sind aber geistig in hohem Maße abwesend. Aber auch eine bereits vorliegende Depression mindert unsere Leistungsfähigkeit und erhöht unsere Fehlerquote. Eigene Erfahrungen aus dem psychosozialen Bereich und zahlreiche Gespräche mit Menschen, die im therapeutischen Kontext tätig sind, belegen, dass rund 80 Prozent aller Probleme, die in eine psychologische oder psychotherapeutische Praxis getragen werden, Beziehungsprobleme sind. Einerseits handelt es sich um direkte Beziehungsprobleme, andererseits liegt in einigen Fällen eine Problematik vor, die Auswirkungen auf die bestehende Beziehung hat, wie etwa Veränderungen im Berufsleben, eigene Erkrankungen, persönliche Veränderungen und vieles mehr.

Kummer mit der Liebe und die Krankenkasse

Für die Krankenkassen entsteht ein hoher finanzieller Aufwand, um die Symptome vom Kummer mit der Liebe zu beseitigen. Ursachen oder gar Prophylaxe werden weitgehend außer Acht gelassen. In der Liebeskummerpraxis zeigt sich immer wieder folgende Tatsache: Je früher eine Person professionelle Hilfe in Anspruch nimmt, um ihren Trennungsschmerz zu verarbeiten, desto schneller erfolgt die Heilung der Wunde. Körperliche Schmerzen lassen nach, auch die Arbeitsfähigkeit nimmt wieder zu. Der Betroffene ist rascher wieder im Leben integriert. Oft reichen einige Beratungsstunden, um den akuten Trennungsschmerz zu lindern. Natürlich gibt es auch hartnäckigere Fälle, die einen längeren Zeitraum beanspruchen.

Viele Menschen stellen sich unmittelbar nach einer Trennung dem Schmerz und kümmern sich aktiv um die Trennungsbewältigung. Andere von uns leben jahrelang mit ihrem Schmerz isoliert vor sich hin. Sie meiden berufliche Zusammenkünfte, ebenso sind private Kontakte kaum vorhanden bzw. werden auf ein Minimum reduziert. Meist sind die seelischen Empfindungen weniger spürbar als die körperlichen Erscheinungsbilder. Daher ist es nicht verwunderlich, dass diese Menschen ihre körperlichen Leiden oft einer genauen Untersuchung unterziehen und verschiedenste Behandlungsmethoden zur Anwendung kommen, zum Beispiel: Physiotherapien, Massagen, Moorpackungen, Akupunktur, Infusionen, Schmerzbehandlungen und Medikamenteneinsatz. Irgendwann ist der medizinische Heilungsweg ausgeschöpft und erst dann wird die Seele als Ursache für körperliche Beschwerden in Betracht gezogen.
Immer häufiger lesen wir in verschiedenen Zeitschriften, dass Forscher aus aller Welt festgestellt haben, dass ein gebrochenes Herz Schmerzen verursacht. Trennungen vom Partner oder auch andere emotionale Misserfolge lösen reale körperliche Beschwerden aus. Auf der anderen Seite kann Verliebtheit körperliche Leiden reduzieren.
Leider ist es den meisten Menschen unter uns immer noch sehr unangenehm, von ihrem Kummer mit der Liebe zu erzählen. Viele wollen auch keine Therapie auf Krankenschein, da die Befürchtung naheliegt, dass dies Nachteile für den beruflichen Alltag mit sich bringen könnte.
Außerdem brauchen wir, um einen Therapieplatz auf Krankenschein zu bekommen, eine klinische Diagnose.

> Die Liebe ist ein sehr mächtiges Gefühl, das uns stärkt, nährt und verbindet. Der Kummer mit der Liebe löst mitunter ein noch viel stärkeres Gefühl aus, das uns effektiv schwächt, krank macht und auch in tiefe Sinnkrisen stürzen kann.

Liebeskummer ist ganz und gar keine Teenager-Krankheit. Belastende Lebensereignisse und vor allem die damit verbundenen Gefühle können sich enorm schädlich auf Körper, Geist und Seele auswirken. Achten Sie darauf! Müssen zuerst Schmerzen auftreten, um auf sich zu achten und zu handeln? Ist zum Beispiel Entspannung nur über Schmerz möglich? „Wenn ich meine Ruhe haben will, sag ich meinem Umfeld, dass ich Kopfschmerzen habe“, sagt Stefanie. „Manchmal habe ich gar keine Schmerzen, aber aufgrund meines schlechten Gewissens bekomme ich dann welche und ärgere mich.“ Hanna, 35 Jahre, beschreibt sich als sehr aktiv und kommunikativ. Seit ihrer Trennung vor zwei Jahren hat sich das allerdings geändert. „Ich finde meinen Rhythmus nicht mehr, alles ist mir zu viel, und dann kommt noch die neue Arbeitsstelle dazu. Am liebsten würde ich privat gar niemanden mehr sehen. Ich bin erschöpft und ausgelaugt und trotzdem schleppe ich mich zu den Treffen, um ein wenig in Gesellschaft zu sein.“ Hanna leidet seit zwei Jahren an Migräne, wobei diese immer dann akut wird, wenn ein Treffen mit bestimmten Personen bevorsteht. Mit schlechtem Gewissen, aber großer Erleichterung, sagt sie viele dieser Treffen ab. Auf die Frage, ob es denn möglich wäre, ihren Freunden und Bekannten reinen Wein einzuschenken und ihnen ihre Lage zu erklären und sich die Entspannung auf dem direkten Weg ohne Schmerzen zu holen, antwortet sie: „Das wäre mir äußerst unangenehm, weil es mir peinlich ist, zugeben zu müssen, dass ich noch immer im Trennungsschmerz feststecke. Schon beim Gedanken daran fühle ich mich schwach und unfähig.“

Wenn Sie nicht auf sich achten und Ihre Grenzen wahren, wird Sie Ihr Körper darauf aufmerksam machen, wenn nötig über den Schmerz. Wilhelm Reich, ein Schüler Sigmund Freuds, hat bereits vor 80 Jahren folgende These formuliert: Die Verdrängung von innerlich unerlaubten Gedanken, Wünschen, Handlungsimpulsen und Gefühlen geht mit körperlicher Verspannung einher.
Unser Körper speichert unsere Erfahrungen und Gefühle. Wir können zum Beispiel unsere Wut an unserer Umwelt auslassen – in Form von entwertenden Aussagen, Zynismus, Sarkasmus, oder of-

fen ausgelebt in verbalen oder körperlichen Attacken. Wir können aber unsere Wut auch hinunterschlucken, was häufig zu chronischen Verspannungen und Schmerzen (z. B. Migräne) führt.
Der massivste Akt nach innen gerichteter Aggression ist der Suizid, also Selbstmord. Aber auch einige Körperteile machen unser Gefühlsleben in schmerzhafter Weise oft spürbar. Die Seele spricht und das entsprechende Körperteil reagiert darauf.
Denken wir über folgende Redewendungen genauer nach:

- Das geht mir an die Nieren!
- Mir ist eine Laus über die Leber gelaufen!
- Das liegt mir im Magen!
- Ich zerbreche mir den Kopf!
- Das lähmt mich!
- Das ist zum Kotzen!
- Da geht mir die Galle über!
- Meine Nerven liegen blank!
- Mir sitzt die Angst im Nacken!
- Es schnürt mir die Kehle zu!
- Ich bringe keinen Bissen runter!
- Ich habe einen Frosch im Hals!
- Das raubt mir den Schlaf oder den Verstand!
- Mir bricht das Herz! Das zerbricht mir das Herz!

Das Broken-Heart-Syndrom

Ein Synonym für den Liebeskummer ist auch der Herz-Schmerz. Extremer Stress oder ein heftiger Schock können Symptome auslösen, die denen eines Herzinfarktes nahekommen, zum Beispiel durch einen Todesfall oder eine plötzliche Trennung. Das Herz schmerzt. Hier muss es sich aber nicht immer um einen echten Herzinfarkt handeln. Manchmal handelt es sich auch um eine sogenannte Stress-Kardiomyopathie, die auch als Broken-Heart-Syndrom bezeichnet wird.
Diese heftige Funktionsstörung des Herzens, von der übrigens

häufiger Frauen als Männer betroffen sind, vergeht gewöhnlich nach wenigen Tagen wieder. In den meisten Fällen bleiben keinerlei Gewebsschäden zurück, wie es bei einem herkömmlichen Herzinfarkt leider nicht der Fall ist. Nur in rund einem Prozent der Fälle kann es durch den seelischen Herzinfarkt zu organischen Veränderungen kommen.

Das Krankheitsbild des Broken-Heart-Syndroms ist erst seit wenigen Jahren bekannt und wird von einigen Medizinern angezweifelt. Einzelne Kardiologen beschäftigen sich jedoch intensiv mit der Erforschung dieses Phänomens.

Sollten Sie unter Herzschmerzen leiden, suchen Sie einen Arzt auf. In einem Akutstadium der Stress-Kardiomyopathie können tatsächlich lebensbedrohliche Komplikationen auftreten, die Sie nicht unterschätzen sollten. Wichtig ist, dass Sie Ihrem Arzt erzählen, woher Ihr Schmerz kommt.

Die Ausführungen zum Thema „Kummer mit der Liebe“ sind hier noch lange nicht zu Ende. Sollte Ihre beste Freundin aber Hoffnung heißen und Sie sich dieser bedingungslos verschrieben haben, dann wollen wir Ihnen Folgendes mitgeben: Es ist eher unwahrscheinlich, dass Sie morgen Früh neben einem veränderten Partner bzw. in einer veränderten Beziehungssituation aufwachen. Menschen, die Sie gering schätzend und lieblos behandeln, die Sie betrügen und belügen, die keine Verantwortung übernehmen wollen, die Sie nur lieben können, wenn Sie sich anpassen und unterordnen, werden sich nicht spontan ändern. Sie können weinen, jammern, schreien und diskutieren, aber in den meisten Fällen bleibt dies alles ungehört und führt zu keiner Veränderung Ihres Partners. Begraben Sie diese Hoffnung auf Verbesserung. Treffen Sie Entscheidungen und ändern Sie sich selbst. Im besten Fall willigt Ihr Partner in eine Paartherapie ein. Dann probieren Sie diesen Weg. In den meisten Fällen zeigt sich aber, dass Sie um eine Trennung nicht herumkommen werden. Wie Sie diese bewerkstelligen und bewältigen, zeigen wir Ihnen im nächsten Kapitel.

Kapitel 4

Die Trennung

„Allein sein zu müssen, ist das Schwerste,
allein sein zu können, das Schönste."

(HANS KRAILSHEIMER)

Mit der Verliebtheit verfallen wir in eine illusionäre Haltung, Liebesschwüre, das Versprechen, bis in alle Ewigkeit füreinander da zu sein und einander niemals zu verlassen, sind eine große Täuschung. Die Kehrseite der Liebe ist nämlich der Verlust. Selbst die erfüllendste und innigste Beziehung ist vom Verlust geprägt. Es gibt kein Leben ohne Verlust. In unserer Kultur hat die Liebe und deren Erfüllung einen hohen Stellenwert erhalten, wogegen die Kehrseite – der Verlust – vollkommen ausgeblendet wurde.

Wenn Sie Ihr Dasein und Ihre Welt ausschließlich über Ihre Beziehung definieren, wird im Falle einer Trennung tatsächlich eine Welt für Sie zusammenbrechen. Das ist häufig dann der Fall, wenn Menschen klar sagen, dass sie nicht allein sein können oder wollen und darüber hinaus noch keinen Tag in ihrem Leben verbracht haben, ohne in einer Partnerschaft zu sein. Sie fühlen sich ohne Partner halbwertig und sehen keinen Sinn in ihrem Leben. Wenn eigene Interessen und der Freundeskreis vernachlässigt oder aufgegeben werden, sind das eindeutige Zeichen dafür, dass das eigene Leben rein über die Beziehung definiert wird. Wie hat mein Leben vor der Beziehung ausgesehen, wie sieht es heute aus? – Vergleichen Sie!

Trennungen, Alleinsein und Einsamkeit gehören jedoch zu unserem Leben dazu und sind wichtige Bestandteile unserer persönlichen Entwicklung.

Viele von uns haben sich schon einmal getrennt bzw. sind getrennt worden. Eines ist aber sicher: Kaum ein Mensch trennt sich aus heiterem Himmel von seinem Partner oder seiner Partnerin. Die Trennung ist ebenso ein Prozess wie die Entwicklung einer Partnerschaft. Intimität, Vertrauen und Liebe brauchen Zeit, um zu wachsen. Und so braucht es auch Zeit, um Gewohnheiten, Vertrautheit und Rituale wieder aufzulösen. Wenn Sie länger in einer Partnerschaft gelebt haben, dann haben Sie sich vieles vertraut gemacht – gemeinsame Interessen, Hobbys, gemeinsame Wohnung, Rituale, einen gemeinsamen Freundeskreis, Familienanschluss und vieles mehr. Für niemanden ist es leicht, was man zusammengelegt hat, wieder zu trennen. Auch wenn die Liebe verloren gegangen ist, so haben wir doch viele unserer Geheimnisse, Schwächen und Visionen preisgegeben. Mit diesen gilt es nun wertschätzend umzugehen. Immerhin haben wir den anderen Menschen einst geliebt.

In diesem Kapitel möchten wir auf beide Arten der Trennung eingehen. Auf Menschen, die sich aktiv trennen wollen und ein respektvolles Ausstiegsszenario suchen, und auf Menschen, von denen sich die Partner überraschend getrennt haben und die Bewältigungsstrategien für die Zeit danach brauchen.

Eines vorweg: Eine Trennung hinterlässt Spuren von Erfahrungen und Verletzungen – auf beiden Seiten. Es liegt an uns, ob wir uns verantwortungsvoll und würdevoll einer Partnerschaft und einer Trennung widmen oder ob wir uns egoistisch und gefühllos der Liebe entledigen.

Die aktive Trennung

Susanna, 35 Jahre und Einkäuferin für Modeartikel, lebt seit fünf Jahren mit ihrem Partner Jens zusammen und möchte sich von ihm trennen. Ein halbes Jahr lang sammelt sie ihren Mut zusammen, spielt die Szenen immer und immer wieder gedanklich durch, um schließlich doch bei Jens zu bleiben. Irgendwann ist der Entscheidungsfindungsprozess aber abgeschlossen. Die Liebe ist schon lange erloschen. Susanna möchte sich aus der Beziehung befreien,

Jens aber nicht noch zusätzlich verletzen. Sie sucht nach dem richtigen Zeitpunkt, der richtigen Art und der passenden Wortwahl.

Der richtige Zeitpunkt

Den perfekten Zeitpunkt für eine Trennung gibt es nicht. Beleuchten wir das im Falle von Susanna. Sie steht vor folgender Frage: „Ich will nicht mehr, ich möchte meine Beziehung beenden, aber wann und wie?"
Es ist Mitte November. Susanna meint, jetzt vor Weihnachten könne sie das unmöglich durchziehen. Sie wolle einen solchen Entschluss beiden Familien nicht antun, denn Weihnachten sei schließlich die Zeit der Liebe, des Friedens, der Harmonie, der Familie und Freundschaft, also nicht gerade der geeignetste Zeitpunkt, um eine Beziehung zu beenden. Zu Neujahr ist der Schritt zur Trennung ebenfalls nicht möglich. Ende Januar findet die Feier zum 35. Hochzeitstag von Jens' Eltern statt, welche Susanna keinesfalls zerstören möchte. Für den Valentinstag ist bereits ein Wellness-Wochenende gebucht. Das würde dann wieder so hohe Stornogebühren verursachen. Das muss sie noch aushalten. Ach ja, und zu Ostern möchte er so gerne eine Nilkreuzfahrt machen. Und dann steht schon wieder der Sommer ins Haus. Susanna merkt bald, dass es schwierig wird mit dem richtigen Zeitpunkt.
Auf die Frage, wie lange sie es noch an Jens' Seite aushält, meint sie, eigentlich keinen Tag länger. Sie kann und will nicht weiterhin eine Beziehung und Gefühle vortäuschen. Nach einer längeren Gedankenpause sagt sie entschlossen: „O.k., ich trenne mich jetzt, na ja, in den nächsten Tagen. Aber wie soll ich es machen, Wie soll ich dabei vorgehen?"

Die richtige Art und Weise der Trennung

Eine Beziehung zu beenden, braucht seine Zeit. Sie können sich, rein objektiv betrachtet, sehr schnell von Ihrem Partner bzw. Ihrer Partnerin trennen, aber Ihr Herz und Ihre Seele werden in den meisten Fällen doch etwas länger brauchen. Wenn Sie sich trennen wollen, nehmen Sie sich Zeit. Achten Sie nicht auf den perfekten Zeitpunkt, sondern darauf, dass Sie sich in der richtigen Stimmung und Verfassung befinden. Nehmen Sie sich Zeit für dieses Gespräch. Begegnen Sie dem Menschen, der ein wichtiger Wegbegleiter war, mit Wertschätzung und Respekt.

Mit dem Beenden einer Beziehung ist es eigentlich ganz einfach, oder? Denken Sie darüber nach, wie Sie selbst behandelt werden möchten, und handeln Sie dementsprechend!

„Ich liebe Dich nicht mehr!", „Ich möchte nicht mehr mit Dir zusammen sein!" oder ähnliche Formulierungen treffen uns wie ein Keulenschlag. Der Mensch, der gehen will, hat genügend Zeit, sich auf die Trennung vorzubereiten, der zukünftige Ex-Partner aber nicht. Dieser wird vermutlich sehr überrascht und schockiert auf die Trennung reagieren.

Auch wenn hier die Meinungen auseinandergehen – die Art, wie wir verlassen werden, spielt eine wesentliche Rolle für die Bewältigung der Trennung. Wenn Sie Ihren Partner einmal geliebt haben, dann nehmen Sie sich die Zeit für ein persönliches Gespräch. Auch wenn die Liebe weg ist, zeigen Sie Respekt und Wertschätzung für die gemeinsame Zeit. Es wird den Trennungsschmerz nicht verhindern, aber deutlich lindern.

Es gibt keine Trennungsform, die den Schmerz, das Leiden am Verlust und den daraus entstehenden Konflikt nicht stattfinden lässt. Aber welche Trennung entspricht der Beziehung? Wie viel Würde will ich mir und meinem Partner in einer Beziehung, aber auch am Ende einer Beziehung zubilligen?

„Würde" heißt, jemanden in seiner ganzheitlichen Integrität als Mensch, wie er ist, sein zu lassen und ihn nicht verändern zu wollen. Das heißt, diesen Menschen verstehen zu wollen, ohne ihn zu bewerten oder zu verurteilen, aber gleichzeitig auch Kompromisse einzugehen.

Oft verlieren wir unsere eigene Würde, belügen und betrügen den Menschen, den wir lieben, oder schleichen uns ohne große Worte aus der Beziehung. Möglicherweise beschäftigen wir aber auch eine Armee von Rechtsanwälten und finden uns in einem Rosenkrieg voll Zorn, Hass und Rachegedanken wieder. Die einstige Verbundenheit und Liebe wird zu einem Schlachtfeld der Gefühle. Bedürftigkeit und Schmerz beherrschen dieses Gefühlschaos. Kriege haben aber bisher noch nie positiv zur Heilung beitragen können.

Die verschiedenen Möglichkeiten für das „Beziehungs-Aus"

Betrachten wir gemeinsam die verschiedenen Optionen. Überlegen Sie, wie Sie sich fühlen würden, wenn jemand auf die eine oder andere Art mit Ihnen Schluss macht.

SMS/E-Mail/Internetplattformen

Der Wertschätzungsfaktor ist hier sehr gering, gleichzeitig der Leidensfaktor für den getrennten Menschen umso höher. Menschen, die in knappen Worten von der Beendigung der Beziehung in Kenntnis gesetzt werden, fühlen sich wie ein Hund, der ausgesetzt und nicht einmal zur Versorgung ins nächste Tierheim gebracht wurde. Viele Fragen bleiben offen. Das Selbstwertgefühl des Betroffenen sinkt gegen Null.

Telefon

Auf diese Weise kommt es zwar zu einem Dialog, aber auch hier geht der persönliche Kontakt verloren. Vieles bleibt häufig ebenfalls unbeantwortet.

Post-it

„Es ist aus, ich muss hier raus." Auch wenn Sie kein Mensch der großen Worte sind, diese sind eindeutig zu knapp.

Brief

Mit diesem nostalgischen Mittel können Sie zwar Ihren Standpunkt darlegen, aber trotzdem werden einige Fragen offen und unbeantwortet bleiben. Im Kummer mit der Liebe wählen wir oft Ausweichmanöver, wir wollen uns dann oft nicht mehr mit dem

anderen auseinandersetzen, sondern den Emotionen und Fragen, die vielleicht auf uns zukommen, entkommen. Dadurch fügen wir dem anderen aber noch mehr Kränkung und Verletzung zu.
Sie merken, worauf es hinausläuft.

Das persönliche Gespräch

Erinnern Sie sich, Sie haben einiges an Zeit und Gefühl investiert, um sich kennenzulernen und Liebe und Vertrauen aufzubauen. Auch wenn Ihre Liebe weg ist, erinnern Sie sich, dass Sie mit Ihrem Gegenüber mehr oder weniger viel gemeinsame Zeit verbracht haben und auch einiges an Liebe und Zuwendung bekommen haben. Die Art und Weise der Trennung ist auch entscheidend für die Bewältigung des Trennungsschmerzes. Geht jemand mit knappen Worten, ohne große Erklärung oder ein persönliches Gespräch, bleiben unzählige Fragen offen. Wie lange weiß er oder sie schon, dass es aus sein wird? Wir haben doch noch Pläne gemacht. Wo ist die Liebe hin verschwunden? Hätte ich den Ausgang verhindern können? Was habe ich falsch gemacht? Warum hat er oder sie nie etwas gesagt?

Vermeiden Sie nach Möglichkeit folgende Aussagen:

- „Es tut mir leid, dass ich Dir das antun muss!"
  Mögliche Reaktion: „Warum tust Du es dann?"
- „Lass uns Freunde bleiben!"
  Mögliche Reaktion: „Damit ich weiter für Dich da bin und mir dann auch noch Deine Liebesgeschichten anhören kann?"
- „Ich muss mich selbst finden. Ich hab Dich nicht verdient!"
  Mögliche Reaktionen: „Was ich verdiene und was nicht, ist meine Angelegenheit."
- „Es liegt nicht an Dir!"
  Mögliche Reaktion: „An wem dann?"

Solche oder ähnliche Aussagen verstärken nur den Schmerz und bringen keine Erleichterung, sondern Ärger und Wut mit sich und führen oftmals zu Verwirrungen. Was immer Sie im Zuge einer

Trennung sagen, bedenken Sie, dass Sie Ihren Partner verletzen. Seien Sie ehrlich, aber vermeiden Sie unnötige Verletzungen. Sie haben diesen Menschen einmal gemocht, geliebt, geschätzt und begehrt. Wenn Sie gemeinsame Kinder haben, dann denken Sie daran, dass Sie die Elternschaft weiterhin gemeinsam tragen.
Wie Sie sehen können, ist eine Trennung in den meisten Fällen mit schmerzhaften Gefühlen verbunden. Um in einer solch schwierigen Situation eine möglichst schonende Herangehensweise zu wählen, empfehlen wir Ihnen die nachfolgenden drei Schritte:

1. *Trennungsabsicht*

Machen Sie die Trennung deutlich, übernehmen Sie die Verantwortung für die Trennung. Lassen Sie Pauschalfloskeln. Erklären Sie Ihrem Partner die Situation, aber seien Sie sich auch im Klaren, dass Sie Ihren Partner nicht trösten können. Das muss jemand anderer übernehmen.
Sie können sich nicht von einem Menschen trennen und ihn gleichzeitig darüber hinwegtrösten!

2. *Klärung*

Beleuchten Sie die Beziehung noch einmal. Was sind die Beweggründe zur Trennung? Was waren die positiven Aspekte? Was nehmen Sie mit? Worin liegt Ihr Anteil am Scheitern dieser Beziehung? Ein wesentlicher Punkt für die Heilung ist das Klären Ihres Anteils.

3. *Dimension*

Entscheiden Sie, ob Sie den Kontakt völlig abbrechen wollen oder ob Sie eine Weile auf Distanz gehen möchten. Regulieren Sie die Nähe und Distanz. Vielleicht können Sie irgendwann auf eine freundschaftliche Ebene wechseln, aber vorerst gehen Sie auf Distanz.

Die passive Trennung

„Es ist aus, ich liebe Dich nicht mehr“ ist wohl ein Satz, der uns alle am heftigsten trifft, uns am längsten beschäftigt und uns verändert.

Sarah, 28 Jahre, ist seit sechs Jahren mit Chris zusammen. Sie leben seit drei Jahren in einer gemeinsamen Zweizimmerwohnung und haben vor, nach Abschluss ihres Studiums zu heiraten und Kinder zu bekommen. Sarah kommt eines Abends nach Hause und findet einen Zettel mit folgenden Worten darauf: „Liebe Sarah, ich habe lange hin und her überlegt, wie ich es Dir sagen soll. Ich mache es kurz und schmerzlos: ich liebe Dich nicht mehr, mir ist das alles viel zu eng. Sorry, Chris“.
Sarah weiß nicht mehr genau, wie lange sie mit diesem Zettel in der Hand dastand und es nicht glauben konnte. Als sie heimkam, war es noch hell, als sie wieder zu sich kommt, ist es dunkel. Sie geht durch die Wohnung und merkt, dass Chris all seine persönlichen Sachen bereits mitgenommen hat. Wo ist er hin? Wie geht es weiter? Was mache ich jetzt? Tausend Fragen schießen ihr gleichzeitig durch den Kopf und dazu ein brennender Schmerz in ihre Brust. Wie kann er mich so verlassen? Wie lange liebt er mich schon nicht mehr? Warum habe ich nichts bemerkt?
Sie ruft ihn an, sein Handy ist abgedreht. Das hab ich nicht verdient. Was ist aus unseren sechs Jahren geworden? Sie hinterlässt unzählige Nachrichten, schickt SMS. Erfolglos, keine Reaktion. Ihr Handy glüht, ihr Herz brennt und irgendwann schläft sie erschöpft auf dem vor Kurzem gemeinsam gekauften roten Sofa ein. Albträume, Gedanken, Geräusche reißen sie immer wieder aus dem Schlaf. Am Morgen erwacht sie erschöpft, verzweifelt und fassungslos. Es folgen zahlreiche Gespräche mit Freunden, Familienmitgliedern und Bekannten. Aber keine mit Chris. Ein paar Tage später lässt er ihr ausrichten, dass er ein bisschen Gras über die Sache wachsen lassen will und sich dann bei ihr melden wird. Sie kann es nicht glauben. Sie will mit ihm reden. „Ich habe ein Recht auf ein Gespräch“, sagt sie immer wieder zu einer Freundin.
Ein paar Tage später willigt Chris in ein Treffen ein. Sarah ist überschwemmt von widersprüchlichen Gefühlen, Angst, Aufregung, Wut, Traurigkeit, Hoffnung und Begehren. Dieser Gefühlscocktail bricht aus ihr heraus, als sie ihm gegenübersteht. Ihre Tränen flie-

ßen in Strömen. Alle in ihr aufgestauten Fragen brechen aus ihr heraus. Er kann nicht viel sagen, stammelt immer wieder, dass ihm alles zu endgültig und eng geworden ist. Er möchte noch so viel erleben, er fühlt sich zu jung, um zu heiraten, eine Familie zu gründen, um Erwartungen zu entsprechen. „Aber vielleicht später", meint er zögerlich.
Es folgen sofortiger Krankenstand, Schlaf- und Appetitlosigkeit und unzählige Tränen. Sie sucht eine Ärztin auf, lässt sich von dieser verschiedenste Medikamente verschreiben, um wieder einigermaßen Stabilität zu erlangen. In derselben Woche entscheidet sich Sarah für eine professionelle Unterstützung.
Es folgen viele Stunden Stabilisierungs- und Entlastungsgespräche, Gedanken und Gefühle werden geordnet und sortiert, die Beziehung durchleuchtet und analysiert, Bewältigungsstrategien ausgearbeitet. Nach über einem halben Jahr ist Sarah immer noch traurig, aber es gibt Ideen, ihren Alltag wieder mit Leben und Freude zu füllen.

Beate, 38, Hausfrau
Beate ist verheiratet und hat zwei Kinder. Sie geht voll auf in ihrer Mutterrolle und liebt ihren Mann sehr. Dass ihr Ehemann Peter sich in der letzten Zeit immer rarer macht, erklärt sie mit der Führungsposition, die er seit zwei Jahren innehat. Eines Abends eröffnet er ihr, dass er seine Freiheit brauche und sich trennen möchte. Sie bleibt mit den zwei Kindern zurück und muss ihr Herz und ihr Leben vollkommen neu organisieren.

Aber auch Männer werden immer häufiger Opfer von überraschenden Trennungen und bleiben verzweifelt zurück.

Alexander, 35, Außendienstmitarbeiter
Alexander hat nach drei Jahren Beziehung seine große Liebe geheiratet. Zwei Jahre später kommt das Wunschkind auf die Welt, ein Haus wird gebaut und das Leben eingerichtet. Als Außen-

dienstmitarbeiter ist er sehr häufig im In- und Ausland unterwegs, sie bleibt beim gemeinsamen Sohn zu Hause und kümmert sich um den Haushalt. Diese Vereinbarung haben sie gemeinsam getroffen. Sie erwartet finanzielle Absicherung, er die Versorgung des Kindes, des Haushalts und die Organisation des sozialen Lebens. Irgendwann verlieren sich die beiden jedoch – er im Job, sie zu Hause bzw. in der Sehnsucht nach ihm. Es läuft alles „perfekt", nur die Liebe ist weg. Er beschreibt die Zeit vor der Trennung als gleichgültig und lieblos. Verbunden haben sie der gemeinsame Sohn und Unternehmungen im Familien- und Freundeskreis. Sexuell läuft schon lange nichts mehr. Nach einiger Zeit beginnt sie sich darüber zu beklagen, dass er kaum Zeit hat und wenig am Familienleben teilnimmt. Er reagiert mit Unverständnis und Ratlosigkeit, da er doch, seiner Meinung nach, so viel für die Beziehung tut, indem er reichlich Geld verdient. Wohlstand führt aber nicht zwingend zu Zufriedenheit.

Eines Tages beginnt sie mit einer Therapie, weil es ihr sehr schlecht geht, wie sie ihrem Mann erzählt. Alexander nimmt dies zur Kenntnis und bezahlt ihre Therapiesitzungen und hofft auf Besserung der Beziehung. Als er sie eines Tages zu einer Therapiesitzung begleiten soll, erfährt er, dass es schon längere Zeit einen anderen Mann in ihrem Leben gibt. Daraufhin entflammt seine Liebe für kurze Zeit aufs Neue, er kämpft und bemüht sich intensiv um sie, bleibt aber erfolglos. Letztendlich zieht Alexander kraftlos aus dem gemeinsamen Haus aus. Er überlässt ihr das Haus, um die Zukunft seines Sohnes zu sichern. Seine eigene Zukunft ist aber grau und ungewiss. Kurz darauf zieht der neue Partner seiner Ex-Frau in „sein Haus".

„Eigentlich haben mich mein Job, die finanzielle Absicherung meiner Familie und die Entwicklung meines Sohnes viel mehr interessiert als meine Frau, aber eine Trennung kam für mich dennoch nicht in Frage. Es war mir wichtig, meinen Sohn beim Heranwachsen zu begleiten. Ich konnte es nicht glauben, mit einem Schlag verlor ich meine Frau, meinen Sohn, mein Haus, mein soziales Umfeld – eigentlich mein Leben. Als ob das nicht genug wäre, nimmt

nun auch noch ein anderer Mann meinen Platz in der Familie und im gemeinsamen Freundeskreis ein."
Alexander hat gute Freunde, die ihm zuhören und in der ersten Zeit unterstützend zur Seite stehen. Seine Hobbys intensiviert er, Urlaube verbringt er allein oder manchmal mit seinem Sohn. Die nächsten Jahre bleibt er Single, kommt etwas zur Ruhe und ist für seinen Sohn ein guter Vater. Er braucht Monate, um seine Gefühle und Gedanken zu ordnen, und noch viel länger, um wieder eine Partnerschaft einzugehen.

Egal wann, wo und wie die Trennung passiert, Tatsache ist, dass der Partner weg ist und unendlich viele Fragen offen bleiben, wie zum Beispiel:

- Warum musste er das im Urlaub tun?
- Wieso haben wir noch gemeinsam die neue Einrichtung für das Wohnzimmer besprochen?
- Warum hat sie nicht gesagt, was sie stört? Warum haben wir nicht geredet?
- Was hat der neue Partner, was ich nicht habe?

Trifft Sie eine Trennung überraschend, sollten Sie sich folgende Fragen stellen:

Was brauche ich noch von meinem Ex-Partner oder meiner Ex-Partnerin?

- ein Gespräch, um offene Fragen zu klären?
- einen völligen Kontaktabbruch oder lediglich eine Kontaktpause?
- einen Austausch von Gegenständen?
- ein Besprechen finanzieller Angelegenheiten?
- eine Abklärung, was die gemeinsamen Kinder betrifft?

Was will ich für mich?

- eine Entfernung oder Entsorgung von Erinnerungsstücken?
- einen Umbau der Wohnung oder überhaupt eine andere Wohnung?

Was brauche ich im Moment am notwendigsten?

- ▷ Gespräche mit Vertrauenspersonen: Zuhören oder Ratschläge?
- ▷ eine Selbsthilfegruppe?
- ▷ professionelle Unterstützung?
- ▷ Kontakt zu vertrauten Personen?
- ▷ Rückzugsmöglichkeit, allein sein?
- ▷ eine Auszeit – Urlaub?
- ▷ eine neue Struktur – Arbeit, Beschäftigung?
- ▷ Rituale – Abschiedszeremonien (Gegenstände wegräumen, verbrennen, beerdigen, ausräuchern)?
- ▷ Glaube, Religion, Spiritualität?

Was kann ich mir selbst Gutes tun?

- ▷ Ruhe und Entspannung?
- ▷ In Bewegung kommen?
- ▷ Genuss: Natur, Wellness, Kochen, Essen?
- ▷ Musik: Konzerte besuchen, selbst musizieren?
- ▷ Kunst, Kultur?
- ▷ Malen?
- ▷ Shoppen?
- ▷ Was wollte ich immer schon verwirklichen?

Die fünf Phasen der Trauer

Trennungen können im ersten Moment einen Schock auslösen, ähnlich, wie wenn eine uns nahestehende Person stirbt. Wir fühlen uns dann wie in Trance, betäubt, in Watte gepackt und ohnmächtig. „Ich dachte, dass ich mich gleich übergeben muss und bewusstlos werde“, schildert Michaela ihren Zustand, als sich Roman von ihr getrennt hat. „Ich wollte mein oder sein Leben beenden, fühlte mich kraft- und hoffnungslos, schmiedete abwechselnd Rache- und Eroberungspläne“, ergänzt Michaela. „Was hat sie, was ich nicht habe?“ und „Ich werde ihn zurückbekommen“. Diese und ähnliche Gedanken und Gefühle wechselten sich ab. „Es war ein langer Prozess, um aus dieser Trauerphase herauszukommen, aber es hat sich gelohnt und ich habe viel über mich selbst erfahren, vor allem, dass ich viel mehr Seelenstärke besitze, als ich dachte“, sagt sie heute.

Es ist völlig normal, dass wir nach einer Trennung von Liebesleid erfasst werden, eine ungewollte Trennung schmerzt immer, egal wie lange die Beziehung gedauert hat, unabhängig davon, ob wir verheiratet waren oder Kinder haben. Eine Trennung setzt einen Leidensprozess in Gang, der in verschiedenen Phasen abläuft.
Der Kummer, der durch eine Trennung entsteht, ist ein individueller Trauerprozess, der nach unseren Beobachtungen in folgende fünf Phasen eingeteilt werden kann. Diese Phasen dienen lediglich als grobe Orientierungshilfe und werden je nach Autor unterschiedlich benannt. Intensität, Dauer und Reihenfolge sind bei jedem Menschen anders. Beobachten Sie selbst, ob dieses Modell auf Sie zutrifft.
Wenn Sie der verlassene Mensch sind, beginnt für Sie eine Reise der Trauer und des Schmerzes, die wir hier näher beleuchten wollen. Wir wollen Sie aber auch ermutigen, sich diesem Schmerz und dieser Herausforderung des Lebens zu stellen und Ihnen mit verschiedenen Denkanstößen eine Hilfestellung geben.

Erste Phase: Schock/Zusammenbruch

Trennungen stellen für viele von uns eine extrem große psychische Belastung dar, also eine akute Belastungssituation, die wir kurz Schock nennen. Diese Schockerlebnisse greifen häufig tief in das physiologische Geschehen ein und können dann unter anderem zu Störungen der Atemtätigkeit, des Kreislaufs und der Verdauung führen. Die Handlungsfähigkeit ist mehr oder weniger eingeschränkt bzw. völlig verschwunden. Man will es einfach nicht wahrhaben, und die Gedanken kreisen im Rekordtempo durch das Hirn.
Folgen Sie unseren folgenden Empfehlungen, um wieder zu sich selbst zu finden.

Rückzug

Wenn Sie zu jenen Menschen gehören, die sich zuerst einmal zurückziehen wollen, um ihre Gedanken und Gefühle zu ordnen, und das „Selbstgespräch“ vorziehen, dann hören Sie auf Ihr Gefühl und ziehen Sie sich zurück. Erst wenn Sie so weit sind und mit anderen Menschen reden möchten, tun Sie das.

Reden

In erster Linie suchen Sie Unterstützung bei Ihrer Familie, bei Freunden, Bekannten oder sonstigen Vertrauenspersonen. Erzählen Sie von Ihrem Liebesschmerz und lassen Sie sich trösten. Versuchen Sie bei Menschen, die Sie mögen und verstehen, Anschluss zu finden. Sie können die Starre eines Schockzustandes und die sinnliche Beeinträchtigung einer Ohnmacht durch das Reden über den Schmerz, das Herauslassen Ihrer Trauer lösen. Mit anderen Menschen zu reden, führt Sie auch aus der Isolation, aus dem Gefühl, im Herzschmerz gefangen zu sein, und bietet Ihnen die Möglichkeit, wieder aufzutauen und offener für Rat, Mitgefühl und Unterstützung durch andere zu werden.

Nahrungs- und Flüssigkeitsaufnahme

In solchen Ausnahmesituationen, die Schock- oder Ohnmachtszustände mit sich bringen, ist es normal, dass wir uns vor unserer Umwelt verschließen und unsere Nahrungs- und Flüssigkeitsaufnahme verändern. Manche haben kaum mehr Lust zu essen oder stellen die Nahrungsaufnahme völlig ein, andere neigen dazu, extrem viel zu essen, um sich so zu trösten. Achten Sie bewusst auf Ihre Nahrungs- und Flüssigkeitsaufnahme.

Professionelle Unterstützung

Überlegen Sie sich, ob Sie in dieser ersten Phase professionelle Unterstützung brauchen, und nehmen Sie die Möglichkeiten diverser Einrichtungen (Arzt, Psychologe, Psychotherapeut, Beratungsstellen, Ambulanzen, Kriseninterventionsstellen etc.) an. Betrachten Sie es als eine Möglichkeit, gut auf sich zu achten.

Zweite Phase: Verleugnung/Verdrängung

„Ich will sie zurück, das muss ein Irrtum sein, das kann nicht sein, ich kämpfe!“ Wir wollen das Geschehene nicht wahrhaben. Erste Entzugserscheinungen stellen sich ein. Wir vermissen nicht nur den geliebten Menschen, sondern auch Gewohnheiten, Gemein-

samkeiten, Aktivitäten, und der leere Platz neben uns im Bett raubt uns den Schlaf. Vielleicht sind die Gefühle von unserer Seite aber auch schon länger im Dornröschenschlaf gelegen – dann kann es passieren, dass Gefühle für den Partner neu entflammen. Der Effekt ist ähnlich wie bei der Verliebtheitsphase – wir stellen unseren Partner auf ein Podest und verherrlichen ihn.
Die Nächte sind mit Wunschträumen gefüllt, die die erlösende Versöhnung immer und immer wieder darstellen. „Ich träumte die erlösenden Worte: Es war alles nur ein Irrtum, ich habe noch mal nachgedacht, ich liebe Dich, lass es uns noch einmal probieren", erzählt eine Klientin. Albträume, Wunschträume und Realität lösen sich ab. Wir glauben nicht, dass die Beziehung zu Ende ist. Wir kämpfen und bemühen uns um eine zweite Chance.
Bleibt die Versöhnung nur ein Wunschtraum und findet keinen Weg in die Realität, kommen wir in die dritte Phase.
Auch hierzu gibt es hilfreiche Empfehlungen.

Akzeptieren

Es ist vollkommen normal, dass Sie den Schmerz, die Trennung, als erste Reaktion verleugnen wollen. Dies ist ein uralter Mechanismus des Selbstschutzes. Schauen Sie hinter den Selbstschutz und werfen Sie einen Blick auf diesen Schmerz – erst wenn Sie den Schmerz annehmen, können Sie ihn auch verarbeiten. Erst wenn Sie bereit sind, Ihre Trennung zu akzeptieren, erschließt sich die Möglichkeit, das Geschehene aufzuarbeiten.

Feedback holen

Reden Sie mit Vertrauenspersonen, die Ihren Partner kannten und auch die Beziehung miterlebten. Besprechen Sie Ihre Träume, Hoffnungen und Wünsche. Oft kann die distanzierte Sicht einer dritten Person sehr hilfreich sein, um wieder einen klareren Blick auf die aufgelöste Partnerschaft zu bekommen.

Fragen stellen

Erlauben Sie sich die Frage, was Ihr Anteil am Scheitern dieser Beziehung war: Habe ich vielleicht manches nicht gelebt in dieser Beziehung? Konnte ich manches nicht akzeptieren?
Formulieren Sie dies nicht als Selbstvorwurf, sondern als eine Möglichkeit, dass Sie an Ihre eigenen Grenzen oder an die Grenzen Ihres Partners gestoßen sind.

Wohnraum neu gestalten

Lösen Sie sich von allen Ankern, die Sie an den Ex-Partner erinnern und die schmerzliche Gefühle in Ihnen auslösen. Entfernen Sie Dinge, die an den Partner erinnern. Sie müssen diese nicht gleich entsorgen, aber räumen Sie die Sachen aus dem Blickfeld. Vielleicht schaffen Sie es auch, Ihre Wohnung umzuräumen oder neu zu gestalten.

Dritte Phase: Vernichtung/Zerstörung

Die erste Kränkung ist die Trennung, die zweite Kränkung entsteht oftmals durch das erfolglose Bemühen um den geliebten Menschen. Das heißt, als Erstes wurde die Beziehung zerstört, und jetzt auch noch die Hoffnung auf einen Neubeginn. Das zweite „Nein" führt dann in vielen Fällen zu Wut, Hass und Rachegedanken. Wir werden überschwemmt von zerstörerischen Gedanken, die sich gegen den geliebten Menschen richten, aber auch gegen uns selbst. Selbstschädigendes Verhalten bis hin zu Suizid kann auftreten. „Ich habe mich für Dich aufgeopfert, habe Dir meine besten Jahre geschenkt, habe wegen Dir auf dieses oder jenes verzichtet, meine Ehe aufgegeben" und vieles mehr. „Auge um Auge, Zahn um Zahn" lautet die Devise. Tausende Fragen quälen uns den ganzen Tag, endlose Warum-Schleifen bis hin zur völligen Erschöpfung. Zerstörungsphantasien sind jetzt der Mittelpunkt unserer Gedankenwelt. Was-wäre-wenn-Fragen sind in Wahrheit Inszenierungen der Selbstquälerei und bringen keinesfalls die erhoffte Erlösung.

Raus aus der Opferrolle

Sie kommen in Aktion und verlassen die Opferrolle. Sie rebellieren und stehen auf. Dies kann als Versuch interpretiert werden, zur eigenen Stärke zurückzufinden („Ich lasse mir nicht alles gefallen, was glaubt er eigentlich?" etc.). Lassen Sie den Schmerz zu, um neben der Trauer auch ein Ventil für Wut, Zorn und Hass zu haben.

Nach der Überidealisierung kommt es schließlich zur Abwertung des Ex-Partners. Zerstörungsgedanken sind oft die Folge. In Gedanken darf alles passieren. In der Realität achten Sie darauf, dass niemand zu Schaden kommt, auch Sie selbst nicht, indem Sie Ihre Rachegedanken in die Tat umsetzen.

Geben Sie Ihrem Zorn Raum, lassen Sie Ihre Rachegedanken zu. So können Sie Ihrer Wut, Ihrer Enttäuschung Ausdruck verleihen. Schlagen Sie auf ein Kissen ein, werfen Sie einen Teller an die Wand, sofern Ihr Herz nicht daran hängt. Laufen Sie in den Wald, schreien Sie. Reagieren Sie sich ab. Schimpfen Sie sich frei. Achten Sie in dieser Phase darauf, dass Sie sich mit Menschen umgeben, die Ihnen ein gewisses Wohlwollen entgegenbringen und Ihre Aggressionsausbrüche nicht persönlich nehmen, sondern als Ausdruck Ihrer Enttäuschung sehen.

So verständlich Ihre Aggression auch sein mag, achten Sie immer darauf, dass Sie sich nicht selbst oder anderen schaden, weil sonst noch zusätzliches Leid entsteht!

Vierte Phase: Verzweiflung/Aussichtslosigkeit/ Niedergeschlagenheit

Wut, Hass und Rachegedanken schlagen jetzt in Verzweiflung um. Unsere Selbstzweifel nagen stetig an unserem Selbstwertgefühl. Die Palette reicht hier von Traurigkeit, Niedergeschlagenheit, Erschöpfung, bis hin zur Depression. Stillstand, Aussichtslosigkeit und Handlungsunfähigkeit sind in dieser Phase deutlich spürbar. Unsere Gefühle drehen sich jetzt mehr um uns selbst. Schuldgefühle und Gefühle der Unfähigkeit können hier stark zum Ausdruck kommen. Diese Phase kommt einer Sinnkrise gleich, wo Sie in sehr schmerzhafter Weise erfahren, dass alles, was bisher für Sie von zentraler Bedeutung war (Partner, Zuhause, Gemeinsamkeiten ...), nicht mehr vorhanden ist. Sie haben das Gefühl, ohne all dem sei Ihr Leben bedeutungslos, schal und leer. Das alte Leben ist vorbei, ein neues nicht in Sicht und Sie haben das Gefühl, in einem Vakuum gefangen zu sein.

Setzen Sie sich verstärkt mit nachstehender Frage auseinander:

Was gibt *meinem* Leben Sinn, Befriedigung, Bedeutung, Inspiration ...?

Führen Sie folgende Experimente durch:

Gehen Sie ganz bewusst aus dem Haus, schauen Sie andere Menschen an. – Nehmen Sie diese noch wahr?
Gehen Sie in die Natur, schauen Sie sich um. – Nehmen Sie die Natur noch wahr?
Unternehmen Sie etwas, was Sie in Ihrer Beziehung lange vernachlässigt haben: Alte Hobbys, Tagträumereien, was hat Ihnen als Kind, Jugendlicher Spaß gemacht?
Nehmen Sie sich Zeit für die Sinnsuche in Ihrem Leben. Wenn Sie Vertrauenspersonen haben, mit denen Sie dies besprechen können, nutzen Sie das. Versuchen Sie aus der Verzweiflung in die Klärung zu gehen, von der Aussichtslosigkeit in die Wahrnehmung, von der Niedergeschlagenheit zur Lebendigkeit. Wählen Sie Ihr eigenes Tempo, lassen Sie sich Zeit, seien Sie geduldig mit sich. Nehmen Sie diesen Prozess des Heilens an.

Fünfte Phase: Neuorientierung

Die Traurigkeit ist noch immer da, aber durch die vermehrte Distanz zu dem geliebten Ex-Partner wird unser Blick wieder klarer und es gibt Momente der Hoffnung. Unsere Gefühle und Gedanken sind geordneter, Ideen blitzen immer öfter auf und Zukunftsgedanken machen sich breit.

Wenn Sie für eine Neuorientierung in Ihrem Leben bereit sind, beginnen Sie Ihre Visionen und Träume, die Sie wahrgenommen haben, in die Tat umzusetzen. Übernehmen Sie wieder mehr Verantwortung für Ihr Leben. Orientierung heißt auch, den Ideen eine reale Basis zu bieten.
Nehmen Sie wieder mehr am Leben teil, experimentieren Sie mit Kontakten, Hobbys, schaffen Sie neue Gewohnheiten.

All diese Phasen können von individuell verschiedenen körperlichen Beschwerden begleitet sein, zum Beispiel Schlafstörungen, Nervosität, Veränderung im Essverhalten, Kopfschmerzen, Magen-

Darm-Störungen, Aufmerksamkeits- und Konzentrationsstörungen.
Auch auf der Handlungsebene finden wir unterschiedliche Ausdrucksweisen, vom totalen Rückzug bis hin zum erschöpfenden Aktivitätszuwachs.
Das Fatale am Seelenschmerz ist, dass viele in eine resignative Haltung verfallen. Aktivitäten werden eingestellt oder ganz aufgegeben, die zuvor sehr gutgetan haben. Gerade diese eingestellten Aktivitäten würden in den emotional misslichen Phasen unseres Lebens außerordentlich guttun und hilfreich sein. Ebenso verhält es sich mit Kontakten.
Die Trauerphasen sind bei uns allen verschieden, sowohl in der Intensität als auch in der Dauer der einzelnen Phasen. Wie intensiv wir den Liebeskummer erleben, hängt sehr stark davon ab, wie sehr wir unser Leben von unserer Partnerschaft abhängig gemacht haben. Je unselbstständiger wir unser Leben in der Beziehung geführt haben, desto intensiver wird der Loslösungsprozess sein.
Auch bezüglich der Interpretation eines negativen Ereignisses wie eine Trennung, und auch was die Verarbeitung betrifft, gibt es Unterschiede. Die einen neigen dazu, die Trennung mithilfe verschiedenster Aktivitäten zu verdrängen, wobei sie Gefahr laufen, ihren Kummer viel zu lange mit sich herumzutragen und in die nächste Partnerschaft mitzunehmen. Andere Menschen wiederum befassen sich gleich nach der Trennung intensiv mit dem Gefühl des Liebeskummers. Sie trauern zwar zunächst sehr stark, sind aber dadurch zu einem früheren Zeitpunkt in der Lage, sich vom Liebeskummer völlig zu lösen, womit sie einen großen Schritt in Richtung persönliche Weiterentwicklung und Lebenszufriedenheit gemacht haben. Eine zukünftige Beziehung wird durch den ehemaligen Liebeskummer nicht mehr belastet, sondern das Gegenteil ist der Fall: Die neue Partnerschaft kann aufgrund der Erfahrungen aus der Vergangenheit und deren Bewältigung nur profitieren.
Eine Zeitlang alleine zu leben, kann durchaus eine sehr hohe Lebensqualität aufweisen. Sich gleich nach dem Ende einer Bezie-

hung in die nächste zu stürzen, ohne die Probleme der alten Partnerschaft aufgearbeitet zu haben, kann ins Auge gehen. Achten Sie in erster Linie auf sich selbst, machen Sie Dinge, die Ihnen guttun, auch ohne Partner. Vielleicht fallen Ihnen auch Aktivitäten ein, auf die Sie während Ihrer letzten Beziehung aus Liebe zu Ihrem Partner verzichtet haben, zum Beispiel alte Freunde treffen oder Theaterbesuche. Besuchen Sie Kunst- oder Sportveranstaltungen, für die sich Ihr Partner nicht interessiert hat. Entwickeln Sie Lebensfreude zum Beispiel durch Sport, die Liebe zu Tieren oder andere Aktivitäten. Nutzen Sie die Wirkung von Musik und hören Sie, was Ihnen gefällt.

Trennung und Schuld

Die Schuldfrage eignet sich hervorragend, um die Übernahme von Verantwortung zu vermeiden. Schuld löst jedoch langfristig keine angenehmen Gefühle in uns aus, sondern führt uns schnell in Wut oder Traurigkeit, Verzweiflung und Ratlosigkeit. „Er ist schuld, dass es mir jetzt so geht, weil ich mein Leben nicht im Griff habe. Er hat mir das angetan, er ist schuld daran, dass ich keine Kinder bekommen habe“ etc.

Fragen, die Sie sich stellen sollten:

- Wo liegt meine Verantwortung in dieser Beziehung bzw. an ihrem Ausgang?
- Was habe ich zugelassen?
- Wo habe ich weggeschaut?
- Wo habe ich geschwiegen, wo habe ich „ja“ gesagt und „nein“ gemeint?

Schuldzuweisungen führen uns rasch in die Opferrolle, lassen uns verzweifeln und blockieren uns auf unserem Heilungsweg. Wenn wir aber Verantwortung übernehmen und unseren Anteil näher betrachten, werden wir offen für die Herausforderungen des Lebens und können so Antworten finden, die zu einer Lösung führen.

Heilsame Nähe zum Ex-Partner?

„Wir verstehen uns so gut und ich kann so gut mit ihm reden", „Bevor ich mit jemand anderem Sex habe, dann doch lieber mit dem Ex-Partner, und wer weiß, vielleicht schaffen wir durch die körperliche Nähe wieder einen Neustart".

Vorsicht! Diese Strategie wird den Trauerprozess erschweren. Wenn es immer wieder Kontakte gibt, vor allem auch sexuelle, werden alte Wunden aufgerissen, die dann mühevoll versorgt werden müssen. Häufig kommt es vor, dass der Ex-Partner weiterhin Kontakt haben möchte und auch die Sexualität mit Ihnen leben will. Dies kann Ihre Hoffnung auf einen Neuanfang nähren. Vielleicht schmeichelt Ihnen sein Interesse, aber achten Sie auf sich. Stellen Sie sich die Frage, ob diese Kontakte sie wirklich wieder näher bringen oder ob es Ihrem Ex-Partner nur darum geht, seine Lust zu befriedigen.

Schützen Sie sich! Bringt dieser Kontakt Trost oder verlängert er nur Ihr Leid? Wenn es keine Hoffnung auf einen Neuanfang gibt, lösen Sie sich bitte und brechen vorerst den Kontakt ab. Andernfalls erhöhen Sie nur Ihr Leiden, denn eine Wunde, die Sie ständig aufreißen, kann nicht heilen.

Aber auch wenn Sie Ihren Ex-Partner immer wieder mit „Hass-Attacken" begegnen, SMS oder E-Mails schreiben, Ihre Wut ins Telefon schreien, wird das langfristig keine Heilung bringen, sondern nur weiter Ihr Leid nähren und ausbreiten.

Heilung in vier Schritten

1. **Stopp!** Beenden Sie einen Leidenszustand. Beenden Sie eine schmerzhafte Beziehung oder brechen Sie vorerst den Kontakt zu dem Ex-Partner ab.
2. **Ruhe!** Kommen Sie zur Ruhe. Lassen Sie sich trösten.
3. **Pause!** Machen Sie Pause. Gehen Sie auf Distanz zu verletzenden Menschen, Erlebnissen und Gedanken.
4. **Heilung!** Tun Sie Dinge, die Ihnen Frieden, Freude und Entspannung bringen. Achten Sie darauf, dass Sie sich mit Menschen umgeben, die Ihnen guttun.

Abhängigkeit und Entzug

Unterschätzen Sie nicht die körperliche Anziehungskraft und die Abhängigkeit, die damit verbunden sein kann. Geruch, Stimme, Aussehen, Sexualität können uns sehr an einen Menschen binden und uns jegliche Hoffnung und Vorstellungskraft nehmen, jemals wieder einen anderen und passenderen Partner zu finden. Gehen Sie der Versuchung, dem geliebten Menschen zu nahe zu kommen, die erste Zeit aus dem Weg, auch wenn der Partner widersprüchliche Signale aussendet. „Komm her, geh weg"-Inszenierungen sind am Anfang einer Trennung häufig anzutreffen. Noch ein Treffen, noch eine Entschuldigung, noch eine Erklärung, noch einmal gemeinsamer Sex – und Sie kommen nie aus dem Dilemma. Gehen Sie auf Entzug! Wenn Sie merken, dass mit jedem Kontakt Ihre Wunden wieder aufreißen, dann verhängen Sie eine Kontaktsperre. Gehen Sie nicht ans Telefon, beantworten Sie keine Mails oder SMS, seien Sie nicht verfügbar. Schreiben Sie selbst auch keine Mails oder SMS. Löschen Sie die Daten und rufen Sie lieber einen Freund an. Nach mindestens acht Wochen ohne Kontakt werden Sie sich daran gewöhnen und es wird mit jedem Tag leichter. Mit jedem neuerlichen Kontakt ohne Klärung und Lösung verlängern Sie Ihr Leid und verhindern einen kürzeren Heilungsprozess.

Wie lange darf ich leiden?

Immer wieder wird über die Dauer, die es brauchen darf, bis eine Trennung verarbeitet ist, spekuliert. Es gibt jedoch keine allgemein gültige Regel, wie lange ein Trauerprozess bestenfalls dauern sollte. Auch hier unterscheiden wir uns sehr stark. Achten Sie auf das Gleichgewicht zwischen gemeinsam verbrachter Zeit und dem Trennungsschmerz. Wenn Sie zum Beispiel sechs Monate oder kürzer miteinander verbracht haben und ein Jahr später noch immer keine Besserung des Kummers eintritt, dann sollten Sie vielleicht doch an professionelle Unterstützung denken.

Um eine Trennung zu verarbeiten, den Verlust eines geliebten

Menschen zu bewältigen, benötigen wir Zeit. Wir müssen die Trennung verdauen. Wichtige hilfreiche Faktoren sind unser Selbstwertgefühl, unser soziales Netzwerk, Eigenständigkeit, eigene Interessen und Aktivitäten, die uns begeistern und begeistert haben. Je ausgeprägter diese Faktoren sind, desto schneller wird der Heilungsprozess abgeschlossen sein. Wenn Sie Ihr Glück und Ihre Lebensbestimmung an Ihrem Ex-Partner festmachen, wird es ein zeitintensiver Prozess werden.

Viele Menschen sind in ihrer Opferrolle derart gefangen, dass ihr Leiden zum Lebensinhalt geworden ist. Über alle negativen Ereignisse wird ein Vergrößerungsglas gelegt und dementsprechend kommentiert: „Ist ja logisch, dass mir das passiert, dass ich keinen Parkplatz finde, den schlechteren Sitzplatz im Flugzeug bekomme, ich Grippe habe und nicht mein Kollege, dass bei mir eingebrochen wird, dass ich einen Strafzettel bekomme und verlassen werde." Eine Trennung kann also häufig Bestandteil einer größeren Leidensinszenierung sein. Menschen, die ein ewiges Opferdasein führen, haben somit ein gutes Argument für das Leiden als Sinnstiftung in ihrem Leben.

Daher ist es auch hier wesentlich, darauf zu achten, durch welche Brille Sie sehen und ob das Leid oder die Lösung in Ihrem Blickfeld liegt. Seien Sie ehrlich. Zu welcher Kategorie zählen Sie sich? Zu den ewigen Jammerlappen oder zu jenen, die auch in ausweglosen Situationen ihre Zuversicht bewahren und die Hindernisse im Leben als Herausforderung betrachten und sich diesen stellen?

Die Trennung und was wir sonst noch verlieren

Wir verlieren mit der Trennung nicht nur den geliebten Menschen an unserer Seite, die gemeinsame Identität (das „wir"), sondern auch noch:

- den gemeinsamen Haushalt – gemeinsame Umgebung
- gemeinsame Aktivitäten, Freunde, Familienkreis
- Gewohnheiten, Rituale, Lebenspläne

- den ungezwungenen und selbstverständlichen Kontakt mit den Kindern
- die Möglichkeit, eigene Kinder zu bekommen (Alter)

Haben Sie die Trennung akzeptiert, den Kontakt zu Ihrem Ex-Partner reduziert, Ihre Wut und Traurigkeit im Griff? Gibt es Ideen, Wünsche und Visionen, die Sie gerne umsetzen möchten? Fühlen Sie sich bereit für Veränderung?
Dann beginnen Sie damit in Ihrem eigenen Tempo.

Wohnraum
Wenn Sie ausgezogen sind, dann richten Sie Ihre neue Wohnung gemütlich ein. Ihre Wohnung ist Ihr Rückzugsort, ein Platz, wo Sie sich wohlfühlen sollen, wo Sie zu Hause sind. Wenn Sie aber in der ehemaligen gemeinsamen Wohnung verblieben sind, dann misten Sie aus. Vielleicht wollten Sie schon seit Längerem andere Möbel, Dekorationen und Farben in Ihr Heim bringen. Toben Sie sich aus, gestalten Sie Ihr neues Heim nach Ihren eigenen Vorstellungen. Wenn sie getrennt gewohnt haben, aber Ihr Ex-Partner viel Zeit in Ihrer Wohnung verbracht hat und sich im Laufe der Zeit einige Erinnerungsstücke angesammelt haben, entfernen Sie diese zunächst aus Ihrem Sichtfeld. Sie müssen diese nicht sofort entsorgen. Oft ist es hilfreich, wenn Sie Ihre Wohnung umstellen, neu dekorieren und ein neues Bett oder andere Gegenstände kaufen.

Aktivitäten
Was machen Sie gerne? Welche Hobbys, Interessen haben Sie vielleicht vernachlässigt oder sogar aufgegeben während der Beziehung? Überlegen Sie, was Sie vielleicht schon immer gerne gemacht hätten und nicht gemacht haben, weil Sie sich nicht getraut oder Rücksicht auf Ihren Partner genommen haben. Tun Sie, was Ihnen Spaß und Freude macht. Vielleicht wollen Sie auch Ihr Aussehen verändern, Frisur, Kleidung und Stil?

Freundeskreis

Auch hier wird sich nach der Trennung einiges ändern. Vielleicht verlieren Sie Menschen, die Sie lieb gewonnen haben, vielleicht gewinnen Sie aber auch neue Menschen durch neue Aktivitäten hinzu. Oft kommt auch Erleichterung auf, weil Sie Personen, die Sie nur „ertragen" haben, nicht mehr sehen müssen. Vielleicht intensivieren sich Kontakte wieder. Alles ist möglich. Nehmen Sie die Veränderung an. Knüpfen Sie neue Kontakte. Achten Sie aber darauf, dass nicht Leidensgemeinschaften entstehen, die den Kummer mit der Liebe verlängern. Wenn Sie eine glückliche Partnerschaft möchten und vielleicht noch Kinder haben wollen, werden Sie selbst glücklich.

Gewohnheiten, Rituale, Gemeinsamkeiten

Schaffen Sie neue Gewohnheiten und Rituale. Oft passen wir uns dem Partner an: Schlafrhythmus, Essenszeiten, Ordentlichkeit. Sie sind frei und können wieder Ihr Tempo leben und Ihren Haushalt so führen, wie Sie gerne möchten. Sie können fernsehen, was und wann Sie wollen, oder das TV-Gerät endlich wieder loswerden, das Sie eigentlich nur wegen Ihres Partners angeschafft haben. Vermeiden Sie gemeinsam besuchte Plätze, Cafés oder Restaurants nicht, besetzen Sie diese emotional neu. Gehen Sie mit lieben Freunden in das ehemalige Lieblingsrestaurant. Dann können Sie sagen: „Das letzte Mal war ich mit Freunden dort und es war ein lustiger Abend."

Veränderungen im Kontakt mit den Kindern

Je nach Regelung verbleiben Kinder nach einer Scheidung oder Trennung bei einem Elternteil. Der andere Elternteil hat in den meisten Fällen alle 14 Tage ein Besuchsrecht. Das heißt, für einen Teil kommt es häufig zur Überforderung durch den Status „Alleinerziehung", für den anderen Teil kann es durch mangelnden Kontakt zu Verlustgefühlen kommen. Lesen Sie bitte weiter im Kapitel „Trennung und Kinder".

Der Umstand, keine eigenen Kinder mehr bekommen zu können

Besonders schmerzhaft ist es für eine Frau, wenn es zur Trennung kommt und sie bereits in einem Alter ist, in dem eine Schwangerschaft besonders risikoreich oder sogar unmöglich wird. Falls Sie wirklich keine Chance mehr für sich sehen, söhnen Sie sich mit diesem Umstand aus. Ihr Leben macht auch Sinn, wenn Sie keine Kinder haben oder bekommen.

Männer haben es einfacher, Kinder zu zeugen, indem sie länger fruchtbar sind. Zu erwähnen ist aber, dass es einen Zusammenhang zwischen dem Alter eines Mannes und dem Risiko eines ungesunden Kindes gibt.

Sollte es in erster Linie aber nicht darum gehen, einen Partner für Ihr Herz zu finden?

Trennung und Kinder

Für Kinder sind Trennungen ein sehr prägendes Ereignis. Viele Kinder retardieren in solchen Situationen. Zum Beispiel beginnen ältere Kinder wieder mit dem Einnässen, Daumenlutschen oder sonstigen Verhaltensauffälligkeiten. Aber auch für Jugendliche sind Trennungen ein unglaublicher Belastungsfaktor.

Was immer Sie in der Trennungsphase zu entscheiden haben, lassen Sie sich von der Idee „zum Wohle der Kinder" leiten!

- ▷ Klären Sie die Trennungssituation mit Ihrem Ex-Partner und nicht über die Kinder.
- ▷ Reden Sie im Beisein der Kinder nie schlecht über das andere Elternteil, weder im Gespräch mit dritten Personen noch direkt zu den Kindern. Ihr Kind ist weder Ihr Beichtvater noch Ihr Therapeut!
- ▷ Sollte es einen neuen Partner an der Seite Ihres Ex-Partners geben, dann verlieren Sie ebenfalls kein schlechtes Wort über diese Person.
- ▷ Je nach Alter der Kinder: Setzen Sie sich zusammen und besprechen Sie gemeinsam die Situation und die weitere Vorgehensweise.

Denken Sie daran, dass Sie eine Partnerschaft zwar auflösen können, die Elternschaft aber Ihr ganzes Leben aufrecht bleibt.

Lassen Sie sich Zeit, gehen Sie in Ihrem Tempo! Nur weil Sie verlassen wurden, ist Ihr Leben noch lange nicht zu Ende. Im Gegenteil: Es verändert sich und Sie haben die Chance, sich weiterzuentwickeln.

Was die Dauer des Liebeskummers beeinflusst

Sie werden umso länger vom Liebeskummer geplagt, je mehr Sie Ihre Glückseligkeit von Ihrem Partner abhängig machen. Wenn Ihr Partner ein „Wirt" für Sie ist, der Sie mit Wertschätzung, Liebe, Zuversicht und Sicherheit versorgt, und Sie sich nur dadurch liebenswert und selbstbewusst fühlen können, dann wird im Falle der Trennung eine große Lücke zurückbleiben, die Sie anders befüllen müssen. Je selbstbewusster und unabhängiger Sie von vornherein durchs Leben gehen und sich liebenswert fühlen, desto weniger intensiv und hartnäckig wird der Schmerz danach sein.

Mögliche Erkrankungen und Liebeskummer

Die „Internationale statistische Klassifikation der Krankheiten und verwandter Gesundheitsprobleme" (ICD-10) wurde von der Weltgesundheitsorganisation (WHO) erstellt und im Auftrag des Bundesministeriums für Gesundheit auf Deutsch herausgegeben. Dieses Werk dient der Diagnostik und Klassifikation psychischer Störungen.

Da im Zusammenhang mit Liebeskummer, vor allem nach Trennungen, immer wieder bestimmte psychische Störungsbilder auftreten, möchten wir diese näher betrachten:

- Akute Belastungsreaktion
- Depression
- Somatisches Syndrom
- Panikstörung (Panikattacke)
- Selbstmord

Akute Belastungsreaktion

Im Falle von Trennungen, Scheidungen oder Todesfällen, aber auch nach Katastrophen, Unfällen, Verbrechen, Vergewaltigung und Kündigung können bei Menschen unter anderem folgende Reaktionen auftreten:

- Angstsymptome
- Gefühl der „Betäubung"
- Bewusstseinseinengung
- Desorientierung
- Unfähigkeit bzw. Überforderung, Reize zu verarbeiten
- Unruhezustand mit Überaktivität
- Suizidgefahr
- Einschränkung der Urteilsfähigkeit

Die Symptome erscheinen im Allgemeinen innerhalb von Minuten nach dem belastenden Ereignis und bilden sich laut den Experten der Weltgesundheitsorganisation innerhalb von zwei bis drei Tagen, oft innerhalb von Stunden wieder zurück. Sollten Sie aber das Gefühl haben, dass sich diese Symptome nicht nach und nach verbessern, suchen Sie bitte umgehend einen Hausarzt oder besser einen Facharzt (Psychiater) auf.

Trennung und Depression

Trennungen, vor allem wenn sie ungewollt und überraschend passieren, gehen häufig mit einer depressiven Verstimmung einher. Das heißt, wir fühlen uns niedergeschlagen, traurig, sehen keinen Sinn mehr in unserem Leben. Der Kummer lässt uns schlecht bis gar nicht schlafen. Unser Essverhalten verändert sich, wir fühlen uns antriebs- und kraftlos. Dies sind zunächst alles gewöhnliche Reaktionen und Zustände nach einer Trennung.

Wenn es uns aber nicht gelingt, diesen Schmerz zu verarbeiten, und wir immer tiefer in die Leidensspirale abdriften, dann kann sich aus der depressiven Verstimmung eine klassische Depression entwickeln. „Was ist eigentlich eine Depression?" ist eine häufig gestellte Frage im Zusammenhang mit Trennungen, ebenso die Frage „Habe ich eine Depression?“. Aus diesem Grund erläutern wir das Thema „Depression“ etwas ausführlicher.

Die depressive Episode

Nach klinischen Richtlinien müssen mindestens vier der folgenden zehn Symptome, darin enthalten mindestens zwei der ersten drei Symptome vorhanden sein:

- Depressive Stimmung
- Verlust von Interesse oder Freude
- Ermüdbarkeit und Energieverlust

- Verlust von Selbstvertrauen
- Schuldgefühle und unangemessene Selbstvorwürfe
- Suizidgedanken oder suizidales Verhalten
- Verminderung der Konzentration
- Veränderte psychomotorische Aktivität (agitiert-unruhig oder gehemmt-verlangsamt)
- Schlafstörungen
- Veränderung des Appetits, auch Körpergewichtsveränderungen

Die leichte depressive Episode

Von einer leichten depressiven Episode wird gesprochen, wenn von den ersten drei genannten Symptomen mindestens zwei vorhanden sind, ebenso zwei der übrigen Symptome.

Ein weiteres Merkmal ist, dass Sie Schwierigkeiten haben, Ihren beruflichen und sozialen Aktivitäten nachzugehen. Das Gefühl, sich zur Arbeit „schleppen“ zu müssen, taucht hier immer wieder auf.

Die mittelgradige depressive Episode

Eine mittelgradige depressive Episode liegt dann vor, wenn von den ersten drei genannten Symptomen mindestens zwei vorhan-

den sind und zusätzlich von den restlichen Symptomen mindestens drei.
In dieser Episode können Sie nur noch unter erheblichen Schwierigkeiten Ihren sozialen und beruflichen Tätigkeiten nachgehen. Die Haushaltsführung stellt ebenso eine große Belastung dar. Ihr Wunsch, zu Hause zu bleiben, ist sehr groß.

Die schwere depressive Episode

Bei der schweren depressiven Episode müssen die ersten drei genannten Symptome vorliegen und zusätzlich mindestens vier der restlichen Symptome.
Hier liegt meistens eine Krankmeldung vor. Sie schaffen es nicht mehr, Ihren beruflichen und sozialen Alltag zu bewältigen. Dazu kommen noch körperliche Beschwerden. Das sogenannte „somatische Syndrom" kommt hier zum Tragen.

Somatisches Syndrom

Sie spüren Ihre körperlichen Beschwerden und Empfindungen sehr deutlich. Die klassischen depressiven Kernsymptome werden hier oft weniger wahrgenommen und beachtet. Eine medizinische Abklärung ist in diesem Falle ratsam!
Laut medizinischer Definition müssen mindestens vier der folgenden Symptome nach ICD-10 vorliegen:

- Interessensverlust und Verlust der Freude an für den Betroffenen sonst angenehmen Aktivitäten
- Mangelnde Fähigkeit, auf freudige Ereignisse emotional zu reagieren. Dazu gehört auch eine reduzierte affektive Resonanz, d. h. das emotionale „Mitschwingen" mit dem jeweiligen Gegenüber ist verringert. Zum Beispiel können die Betroffenen, wenn sie angelächelt werden, nicht entsprechend reagieren und zeigen eine starre, affektlose Mimik.
- Frühmorgendliches Erwachen (meist zwei bis drei Stunden vor der gewohnten Zeit)
- Veränderung der Psychomotorik (gehemmt oder agitiert)

- Appetitlosigkeit
- Gewichtsverlust (häufig mehr als 5 % des Körpergewichts)
- Libidoverlust

Wenn Sie von einigen der beschriebenen Symptome betroffen sind, suchen Sie unbedingt einen Arzt auf. Sie können zu Ihrem Hausarzt gehen, aber bei psychischen Beeinträchtigungen suchen Sie unbedingt einen Psychiater auf. Achten Sie auf Ihr Gefühl, wenn Sie bei Ihrem Arzt sind. Wesentlich ist, dass Sie sich wohlfühlen, ernst genommen und gut beraten werden.

Empfehlung vom Facharzt

Wir haben Herrn Dr. Hans-Peter Weidinger, Psychiater, Neurologe und Psychotherapeut, einige Fragen zum Thema Depression und medikamentöse Behandlung in Zusammenhang mit Liebeskummer gestellt:

„Wann raten Sie zur medikamentösen Unterstützung, zum Beispiel mittels Antidepressiva?“

„Eine Trennung kann eine depressive Verstimmung nach sich ziehen. Es kommt dabei zu einer akuten Belastungsreaktion, die von allgemein verständlichen Symptomen begleitet wird: Dazu zählen Stimmungstiefs, Schlafstörungen, Angstzustände, Sinnlosigkeitsgefühle und Appetitstörungen. Viele Menschen geraten auch in eine resignative Haltung dem Leben gegenüber. Tritt nach drei bis vier Wochen keine Besserung ein und hat man das Gefühl, im Verarbeitungsprozess stecken zu bleiben und in eine Negativspirale zu driften, kann ein stimmungsaufhellendes Antidepressivum empfohlen werden. Sind auch ausgeprägtere Schlafstörungen vorhanden, dann helfen oft schlafunterstützende Medikamente. Bei starken Unruhezuständen oder Angstgefühlen können Tranquilizer (Benzodiazepine) über einen kurzen Zeitraum eine Entlastung bringen. Durch die Stimmungsaufhellung wird eine positivere Sichtweise, dass es nach einer Trennung auch noch ein Leben gibt, unterstützt. Man kommt damit leichter aus der depressiven Sackgasse heraus."

„Machen Antidepressiva abhängig?"

„Nein, Antidepressiva führen weder zu körperlicher noch zu seelischer Abhängigkeit. Zeigen sie eine positive Wirkung, dann wird das Medikament gerne über den verschriebenen Zeitraum genommen. Es kann vorkommen, dass Menschen nach einer gewissen Zeit bei dem Gefühl der Besserung die Medikamente vergessen oder die Einnahme wieder einstellen. Um einen Rückfall zu vermeiden, empfehle ich nach Trennungen die Einnahme von Antidepressiva (wenn notwendig) von mindestens zwei Monaten. Bei sonstigen depressiven Erkrankungen wird die Einnahme von mindestens sechs Monaten empfohlen."

„Wer soll Antidepressiva verschreiben?"

„Unbedingt ein Facharzt für Psychiatrie. Die Verschreibung von Psychopharmaka bedarf einer fachärztlichen Diagnose, um das richtige Medikament und die passende Dosis verordnen zu können."

„Reichen Medikamente aus oder empfehlen Sie zusätzliche Maßnahmen?"

„Eine therapeutische bzw. beratende Begleitung steht an erster Stelle. Falls gravierende psychische Symptome auftreten, darf die therapeutische Begleitung nur von einem Psychotherapeuten, Psychologen oder Psychiater durchgeführt werden. Die Medikamente sollen nur in solchen Fällen eingesetzt werden, wo eine weitere Verschlechterung des psychischen Zustands droht. Sie sollen den Verarbeitungsprozess unterstützen, wo gravierende Probleme auftreten, wie zum Beispiel Depression, Schlafstörungen, Angstzustände und Suizidalität.

Neben der passenden Medikamentenwahl ist auch die Dosierung ein wesentlicher Punkt. Man soll durch die Medikamente auch nicht abstumpfen, sondern es sollen weiterhin Gefühle zugänglich sein, um den Trauerprozess zuzulassen. Antidepressiva können einen Schutzmantel vor überflutenden Gefühlen bieten und so neben der Stimmungsaufhellung die Stabilisierung unterstützen. Am besten ist also, das Medikament so zu dosieren, dass es hilft, aber den Verarbeitungsprozess nicht abwürgt."

Panikattacken

Unter Panikattacken wird das einzelne, akute und meistens nur wenige Minuten anhaltende Auftreten einer körperlichen und psychischen Alarmreaktion ohne objektiven äußeren Anlass verstanden.

„Ich hatte das Gefühl, einen Herzinfarkt zu bekommen. Mitten im Supermarkt hat sich plötzlich alles zu drehen begonnen, ich bekam keine Luft mehr und mein Herz raste wie verrückt. Ich hatte das Gefühl, mich zu verlieren, und bekam unglaubliche Angst und schwitzte ohne Ende", beschreibt Sabine ihre erste Panikattacke.

Bei manchen Menschen können sich diese Panikattacken aber auch über mehrere Stunden mit abgeschwächten Symptomen hinziehen.

Typische Symptome einer Panikattacke sind:

- Engegefühl in der Brust und im Hals
- Atemnot, Hyperventilation (Muskelkrämpfe), Erstickungsgefühl
- Schweißausbrüche
- Schwindelgefühl
- Zittern
- Herzrasen
- Angstgedanken (Angst, einen Herzinfarkt zu haben, zu sterben; Angst davor, das Haus zu verlassen etc.)
- Depersonalisationsgefühle (das Gefühl, neben sich zu stehen)
- Derealisationsgefühle (die Umgebung wird als unwirklich und fremd wahrgenommen)

Erste Hilfe bei Panikattacken

Atmen Sie ruhig, langsam und tief in den Bauch hinein und legen Sie dabei Ihre Hände auf den Bauch.

Bewegen Sie sich so bald wie möglich wieder.

Lenken Sie Ihre Aufmerksamkeit weg von Ihrem Körper und konzentrieren Sie sich auf Ihre Umwelt.

Trinken Sie ein Glas Wasser.

Lassen Sie kaltes Wasser über Ihre Hände rinnen und bedecken Sie damit Ihr Gesicht.

Sie können mit Entspannungsübungen, Bewegung, Sport und anderen angenehmen Aktivitäten weiteren Attacken vorbeugen. Wenn Sie aber öfter unter Panikattacken leiden, suchen Sie unbedingt einen Arzt, Psychologen oder Psychotherapeuten auf.

Suizidgedanken und Suizid

Destruktive Handlungen richten wir Menschen nicht immer gegen andere, sondern oft genug auch gegen uns selbst: Aus Gründen nicht erwiderter Liebe begibt sich ein Mann mit seinem Pkw auf eine Autobahn, wird bewusst zum Geisterfahrer und fährt frontal in einen Lkw, um seinem unerfüllten Liebesleben ein Ende zu setzen. Einige Tage nach seinem Selbstmord wird ein Abschiedsbrief entdeckt. Ein derart spektakulärer Selbstmord ist in vielen Fällen nicht nur eine gegen sich selbst gerichtete Aggression, sondern auch eine gegen den Ex-Partner. Er soll der Grund für den Tod eines oder mehrerer Menschen sein.

Von Liebeskummer geplagt war auch ein 19-jähriger Schüler, weil sich sein Freund von ihm trennte. Er erzählte sogar seinem Ex-Partner von seinem Vorhaben, sich das Leben zu nehmen. Danach verschwand er spurlos. Tage später wurde der Schüler tot in seinem Auto aufgefunden.

Oft sind Trennungsschmerzen so unerträglich, dass diese nicht mehr bewältigt werden können und Menschen in einen Zustand der suizidalen Einengung geraten und ihrem Leben ein Ende setzen wollen. In diesem Fall reduziert sich beim Betroffenen rationales Denken, die Gefühle der Verzweiflung scheinen ihn regelrecht zu überschwemmen.

Wenn Sie sich im Trennungsschmerz befinden, kann es vorkommen, dass der Druck so groß wird, dass Sie das Gefühl haben, Ihr Leben beenden zu müssen, das heißt aber auf keinen Fall, dass Sie sterben müssen.

Suizidgedanken – was tun?

Nehmen Sie diese Gedanken und Gefühle ernst!
Bleiben Sie keinesfalls alleine.
Verändern Sie Ihre Haltung. Stehen Sie auf.
Verlassen Sie gegebenenfalls die Wohnung.
Suchen Sie das Gespräch mit einer Vertrauensperson im nahen Umfeld.
Suchen Sie einen Arzt, Psychologen oder Psychotherapeuten auf.
Suchen Sie eine Kriseninterventionsstelle, Beratungsstelle oder Ambulanz auf.
Rufen Sie bei einer anerkannten Beratungsstelle an (24 Stunden erreichbar).

Es gibt auch Alarmzeichen, an denen wir erkennen können, wenn jemand anderer im Begriff ist, sich das Leben nehmen zu wollen. Beispiele dafür wären, wenn jemand seinen Selbstmord verbal oder schriftlich ankündigt, seine Wertsachen plötzlich verschenkt oder damit beginnt, seine Angelegenheiten zu ordnen und von Freunden Abschied zu nehmen. Auch bei folgenden Aussagen ist Gefahr in Verzug:

- „Das Leben hat keinen Sinn mehr!"
- „Es muss irgendwann einmal zu Ende sein!"
- „Es muss was passieren!"

Suizidgedanken kommen bei Menschen mit depressiven Erkrankungen häufig vor, weil Verzweiflung und Hoffnungslosigkeit die zentralen Gefühle der Betroffenen sind. Aber auch in Krisenzeiten ist es vollkommen verständlich, dass wir mit unserem Leben hadern, keinen Sinn mehr sehen und daran denken, unser Leben beenden zu wollen. Aber um diese derzeitige Lebenssituation zu beenden, müssen wir nicht sterben. Es geht ja lediglich um das Gefühl, das wir nicht ertragen und loswerden wollen. Wir sind angehalten innezuhalten, stehen zu bleiben und uns dieser Herausforderung zu stellen. Niemand ist für unsere Zufriedenheit verantwortlich außer wir selbst. Wir müssen unser Leben so gestalten, dass wir uns (wieder) wohlfühlen.

Nur wir selbst können unserem Leben einen Sinn geben und niemand sonst. Vergessen Sie Erlöser, Retter oder Schicksalsfügungen. Werden Sie selbst aktiv und nehmen Sie Ihr Leben in die Hand. Gestalten Sie Ihr Leben nach Ihren Vorstellungen und in Ihrem Tempo.

Unabhängig davon, ob Sie derzeit massiven Kummer in Ihrer Beziehung haben oder aufgrund einer Trennung massiv leiden, das Gefühl haben, völlig erschöpft zu sein und derzeit überhaupt keinen Sinn in Ihrem Leben finden können: Nehmen Sie unbedingt professionelle Hilfe in Anspruch!
Auch wenn Sie andere Auffälligkeiten bzw. Beeinträchtigungen im psychischen oder körperlichen Bereich bei sich feststellen, prüfen Sie, ob Sie damit alleine zurechtkommen, ob Ihr soziales Umfeld Sie unterstützen kann oder ob Sie fachliche Hilfe in Anspruch nehmen wollen.

Bewältigung von Trennungsschmerzen

Wie bereits erwähnt, kommen wir häufig in Situationen, in denen wir uns ungewollt trennen müssen, zum Beispiel, wenn die Liebe erloschen ist, der Partner schon längere Zeit eine andere Beziehung nebenbei führt, wenn er gewalttätig wird, ein Suchtproblem hat, ein Verbrechen begeht etc.
Bei Menschen, die ungewollt getrennt wurden oder sich trennen müssen, schmerzt nicht nur das Herz, sondern der ganze Körper bzw. die Seele. „Ich glaube nicht, dass mein Herz es schafft, diesen Schmerz allein zu bewältigen, ich brauche noch mindestens fünf

Ersatzherzen“, sagt eine Klientin in der ersten Beratungsstunde zu mir. Gefühle von Traurigkeit, Panik und Verzweiflung scheinen diese Menschen zu überschwemmen. „Ich habe das Gefühl, dass mich ein ‚Tsunami der Gefühle‘ wegschwemmt, und ich habe Angst, darin zu ertrinken“, beschreibt ein Klient diesen Gefühlszustand. „Mein Hirn kann das gar nicht verarbeiten“, klagt ein anderer Klient. Die Gedanken und Gefühle sind ein einziges Chaos, dieses verlangt nach Klarheit und Klärung. Daher geht es in erster Linie um Stabilität und Entlastung. Ein wesentlicher Teil ist auch die Klärung der Gefühle, Gedanken und der Beziehung. Später kommt natürlich die Phase der Neuorientierung dazu.
Ihr Schmerz soll Ihnen dabei als Wegweiser dienen. Sehen Sie ihn als Leuchtturm, der Ihnen den Weg aus dem Kummer zeigt. Ihr Schmerz will Ihnen etwas sagen, Ihre Grenzen, Bedürfnisse aufzeigen.
Eines ist sicher: Je früher Sie sich um Ihre Herzenswunde kümmern und aktiv mit der Trauerbewältigung beginnen, desto schneller können Sie Ihren Trennungsschmerz überwinden und sich von diesem befreien.
Wobei es darum geht, den persönlichen Prozess des leidenden Menschen in seinem eigenen Tempo therapeutisch zu begleiten. Es geht darum, die Verantwortung zu übernehmen und Antworten zu finden, um so eine Lösung gemeinsam herauszuarbeiten und die eigene Beziehungsfähigkeit zu durchleuchten.

Stabilisieren und Entlasten

Wenn die Trennung unerwartet kam und erst vor Kurzem passiert ist, geht es überwiegend um Stabilisierung. Diese Phase wird oft von schockartigen Zuständen, Verzweiflung, tausend Fragen, Verleugnung und trügerischer Hoffnung. Natürlich kann es hier auch vorkommen, dass Sie mit Ihrem Leben hadern und keinen Sinn mehr sehen. Das ist verständlich und nachvollziehbar. Daher brauchen Sie Menschen, von denen Sie sich verstanden fühlen und Mitgefühl bekommen.

Klärung

Reden, reden, reden! Rollen Sie Ihre Beziehung auf, durchleuchten Sie diese. Er oder sie kann nicht der perfekte Partner gewesen sein, sonst wäre es nicht zur Trennung gekommen. Oft neigen wir nach einer Trennung dazu, die Schuld bei uns zu suchen. In einer Beziehung gilt es nicht, die Schuldfrage zu klären, sondern die jeweiligen Anteile herauszuarbeiten. Beide Menschen sind für eine Beziehung verantwortlich! Zum Führen einer Beziehung gehören zwei Menschen, zum Beenden einer Beziehung kann einer ausreichen!

Neuorientierung

Am Ende der Trauerphase wird sich jeder von uns mit der Frage „Wie geht es weiter?" beschäftigen. Je länger die Beziehung gedauert hat, desto mehr Gewohnheiten, Rituale und Gemeinsamkeiten sind zum Tragen gekommen. Das heißt, wir müssen das, was wir uns vertraut gemacht haben, wieder loslassen und neue Rituale und Gewohnheiten finden.
Egal, ob Ihre Trennung gerade eben passiert ist oder schon Jahre zurückliegt, seien Sie geduldig mit sich selbst. Heilung braucht Zeit – egal ob es körperliche oder seelische Wunden sind.

Diese Phasen können unterschiedlich lang dauern, ineinander übergehen und sich gegenseitig ergänzen.
Verdrängen Sie dieses Ereignis nicht. Menschen, die uns ein Stück unseres Weges begleitet haben, sollen nicht vergessen werden, geben Sie diesen Menschen einen Platz in Ihrer Lebensgeschichte. Jeder Mensch, der uns nahe steht, trägt zu unserer Wesensbildung bei. Wir lernen aus allen Erfahrungen und Begegnungen viel über uns selbst.

Wie kommen Sie aus dieser Seelenqual?

Die Heilung von körperlichen oder seelischen Schmerzen führt immer über den Schmerz. Hinschauen, nicht wegschauen oder vermeiden! Nehmen Sie Ihren Schmerz an, er ist ein Teil von Ihnen und will Ihre Aufmerksamkeit, Ihre Zuwendung, Pflege und Ihr Mitgefühl. Öffnen Sie Ihr Herz für Trost, um sich selbst zu trösten, aber auch für Trost, den Ihnen Ihre Mitmenschen entgegenbringen. Der Weg ins Freie führt über Sie selbst!

Weinen

Trost ist ein Heilmittel für den Schmerz, aber um die Beziehung zu verarbeiten, bedarf es Ihrer „Er-Lösungs-Arbeit". Weinen Sie, wenn Ihnen danach ist, Tränen verdünnen die Trauer.

Arbeit

Manche Menschen versuchen dem Schmerz auszuweichen und stürzen sich deshalb in Arbeit oder andere Aktivitäten und beschäftigen sich ständig mit der Außenwelt.

Steve, 34 Jahre, wurde überraschend getrennt und beschreibt seine Situation wie folgt: „Ich kann kaum eine Minute alleine sein, ich nehme jede Überstunde, die ich machen kann, dankbar an. Nach der Arbeit versuche ich Freunde, Bekannte zu treffen, um mich möglichst lange zu beschäftigen. Wenn ich dann heimkomme, kann es vorkommen, dass ich stundenlang vor dem Computer oder dem Fernseher sitze, irgendwann falle ich erschöpft ins Bett. Ich will mich einfach nur betäuben und fühle mich von Tag zu Tag schwächer. Gleichzeitig muss ich aber Haltung bewahren und stark sein, um den Alltag gut meistern zu können. Aber die ständige Auseinandersetzung mit meiner Ex treibt mich in den Wahnsinn, Tausende Fragen, die mich quälen. Ich will da raus, ich brauch' Ruhe und Frieden!"

Diese Strategie führt uns schnell in die Verzweiflung und totale Erschöpfung, während der Schmerz in den meisten Fällen vorhanden bleibt.

Rückzug

Eine andere Verhaltensweise ist Rückzug. Körper, Geist und Seele befinden sich im Leerlauf.

Tine, 38 Jahre, Mutter von zwei Kindern, halbtags berufstätig, schildert ihre Situation: „Ich fühle mich wie gelähmt. Ohne meine Kinder würde ich nicht mehr aufstehen. Ich kann es nicht glauben, dass mir das passiert ist. Jeden Morgen wache ich auf und kann es nicht glauben. Ich bin seit drei Wochen im Krankenstand, versorge meine Kinder mit dem Notwendigsten und verfalle wieder in eine Starre. Nichts interessiert mich. Essen geht gar nicht. Meine Kontakte zur Außenwelt habe ich auf ein Minimum reduziert. Mir ist alles zu anstrengend. ‚Wie konnte es so weit kommen? Was habe ich falsch gemacht? Wieso habe ich nichts gemerkt?' sind meine täglichen Fragen. Ich sehe keinen Sinn mehr."

Sowohl Arbeit zur Ablenkung als auch Rückzug ins eigene Schneckenhaus machen langfristig krank und führen zu keiner Lösung.

Wenn wir Körper, Geist und Seele vernachlässigen oder überfordern, werden wir krank. Neben den körperlichen und geistigen Abnutzungserscheinungen tragen unsere emotionalen Erlebnisse oft dazu bei, dass wir seelische Wunden abbekommen. Wir können aber dagegensteuern, indem wir auf uns achten. Alles, was wir zu uns nehmen, hat Auswirkungen. Ungesunde Ernährung, Alkohol, Tabak, Medikamente und illegale Drogen bringen Müdigkeit, Gewichtsschwankungen und Krankheiten mit sich. Aber nicht nur Nahrung beeinträchtigt unser Wohlbefinden und unsere Gesundheit. Auch die geistige Nahrung in Form von Filmen, Büchern, Zeitschriften etc. hat Auswirkungen auf unser Wohlbefinden. Seelische Kränkungen, Verletzungen, belastende Kontakte bringen Niedergeschlagenheit und Traurigkeit. Vermeiden, Wegschauen und Zudecken bringt uns der Glückseligkeit nicht näher, sondern vermehrt unser Leiden, und mit der Zeit stumpfen wir ab.

„Es ist ein Gesetz im Leben: Wenn sich eine Tür vor uns schließt, öffnet sich dafür eine andere. Die Tragik jedoch ist, dass man meist nach der geschlossenen Tür blickt und die geöffnete nicht beachtet."

(ANDRÉ GIDE)

Körper, Geist und Seele leiden gleichermaßen am Kummer mit der Liebe. Die Auswirkungen sind vielfältig. Der Weg hinaus führt über Sie selbst. Wie? Das erläutern wir im nächsten Kapitel „Der Weg in die Freiheit“.

Kapitel 5

Der Weg in die Freiheit

Dieses Buch ist ein Ratgeber ohne Pauschalratschläge, Regeln oder Zehn-Schritte-Programme. Wir stellen den Menschen mit seinen Gefühlen, Befindlichkeiten und Bedürfnissen in den Vordergrund. Sehen Sie den folgenden Teil als Anleitung für eigene Erkenntnisse und zur Abklärung Ihrer eigenen Liebes- und Beziehungsfähigkeit.

„Nichts auf der Welt ist den Menschen mehr zuwider,
als den Weg zu gehen, der ihn zu sich selbst führt." (HERMANN HESSE)
„Und kein Weg auf dieser Welt lohnt sich mehr." (BIRGIT MAURER)

Viele Menschen wünschen sich an dieser Stelle einen Zauberstab. Erwägen Sie einmal die Möglichkeit, dass Sie diesen bereits in Ihrer Hand haben. Die Zauberkraft liegt in Ihrer Selbstliebe, Ihrer Selbstfürsorge und Ihrer Lebensgestaltung. Je mehr Sie diese Faktoren wahrnehmen und fördern, desto schneller wird Ihr Heilungsprozess vorangehen und desto besser werden Sie in Zukunft mit jeglichem Kummer mit der Liebe umgehen können.
Sie können natürlich auch versuchen, Ihrem Schmerz und dessen Linderung mittels Astrologie, Numerologie, Voodoo-Zauber, Wahrsagerei, Kartenlegen, Hellsehen, Anrufen von Engeln und Geistern oder sonstigen Praktiken zu begegnen. Die Astrologie oder Numerologie zum Beispiel können uns etwas über unsere Begabungen sagen, aber nichts über unser Schicksal, denn das haben wir selbst in der Hand. Sie können hier ganz leicht zwischen seriösen und unseriösen Beratern unterscheiden. Ein seriöser Berater wird Ihnen höchstens über Ihre Begabungen, Stärken und Neigungen Auskunft erteilen, aber niemals exakte Daten über Ihre Zukunft preisgeben. Treffen Sie Ihre eigenen Entscheidungen! Handeln Sie

selbstbestimmt, versorgen Sie aktiv Ihren Schmerz. Sie stehen im Mittelpunkt!
Wir wollen Sie dabei unterstützen, Ihre gesunden Anteile, Ihre persönlichen Ressourcen wahrzunehmen und zu fördern. Das heißt, wir sprechen von Ihren Fähigkeiten, Fertigkeiten, Kenntnissen, Erfahrungen, Talenten und Stärken, die manchmal nicht zugänglich sind. Es sind Ihre Kraftquellen, die genutzt werden müssen, um den Heilungsprozess in Gang zu setzen und zu fördern.

Faktoren für die Bewältigung

Bei der Bewältigung des Liebeskummers können folgende Faktoren eine wesentliche Rolle spielen:

- unsere Lebenserfahrung
- unser Selbstvertrauen und unsere Selbstliebe
- unsere persönliche Situation (Zufriedenheit in den einzelnen Lebensbereichen)
- unsere berufliche Situation
- unsere finanzielle Situation
- unser soziales Netzwerk (Familie, Freundeskreis, Bekannte, andere wichtige Personen)
- unsere bisherige Erfahrung mit Verlusten bzw. Trennungen, Misserfolgen und Konflikten

Lebenserfahrung

Beim Umgang mit dem Kummer mit der Liebe spielt unsere Lebenserfahrung eine wesentliche Rolle. Haben wir schon mehrere Trennungen verarbeitet, heißt das zwar nicht, dass wir keine Schmerzen mehr haben, wenn es uns wieder einmal erwischt, aber wir können bei der Bewältigung auf diese Erfahrungen zurückgreifen. Schließlich haben wir diese schmerzhaften Erlebnisse schon ein oder mehrere Male durchgemacht.

„Kinder, die man nicht liebt, werden Erwachsene, die nicht lieben."

(PEARL S. BUCK)

Wir können unsere Kindheit und unsere Erfahrungen nicht ungeschehen machen. Wir können aber unseren Defiziten auf den Grund gehen und an unserer Selbstliebe arbeiten.
Das Fundament für unser Selbstvertrauen und unsere Eigenliebe wird in unserer Kindheit gelegt. Nicht nur unsere Eltern oder Bezugspersonen sind dafür verantwortlich, auch unsere eigenen Erfahrungen, der Umgang mit Verlusten, Trennungen, Misserfolgen und Konflikten.

Stellen Sie sich zunächst folgende Frage:
„Wie sieht es mit meiner Liebesfähigkeit und Liebesbereitschaft aus?"

Nun werfen Sie einen genaueren Blick auf Ihr bisheriges Liebesleben. Was haben Sie bereits über die Liebe erfahren und gelernt? Nehmen Sie sich wieder ein bisschen Zeit für sich selbst! Sie benötigen nur ein Blatt Papier, einen Stift und einen ruhigen Ort. Blicken und fühlen Sie ein bisschen in Ihre Kindheit und in die Atmosphäre von damals zurück. Lassen Sie Ihren Erinnerungen freien Lauf.

Selbsttest

Ihr Liebeslebenslauf

Wie empfinden Sie Ihre Kindheit?

liebevoll	1	2	3	4	5	lieblos
wertschätzend	1	2	3	4	5	geringschätzend
respektvoll	1	2	3	4	5	respektlos
ermutigend	1	2	3	4	5	entmutigend
harmonisch	1	2	3	4	5	unharmonisch
stabil	1	2	3	4	5	instabil
unbeschwert	1	2	3	4	5	beschwert
verständnisvoll	1	2	3	4	5	verständnislos
humorvoll	1	2	3	4	5	humorlos
rücksichtsvoll	1	2	3	4	5	rücksichtslos
spannungsfrei	1	2	3	4	5	spannungsgeladen
gewaltfrei	1	2	3	4	5	gewaltvoll
konfliktarm	1	2	3	4	5	konfliktreich
locker	1	2	3	4	5	gehemmt

Fühlten Sie sich erwünscht?

sehr erwünscht	1	2	3	4	5	völlig unerwünscht

Denken Sie gerne an Ihre Kindheit zurück?

sehr gerne	1	2	3	4	5	überhaupt nicht gerne

Schöpfen Sie Kraft und Mut aus Ihren Kindheitserinnerungen?

ja, sehr viel	1	2	3	4	5	nein, überhaupt keine

Wie erleben/erlebten Sie die Beziehung Ihrer Eltern zueinander?

liebevoll	1	2	3	4	5	lieblos
respektvoll	1	2	3	4	5	respektlos
harmonisch	1	2	3	4	5	unharmonisch

Welche Werte waren in Ihrer Kindheit vorherrschend?

....

Wie wichtig waren Religion, Glaube und Spiritualität in Ihrer Familie?

sehr wichtig	1	2	3	4	5	überhaupt nicht wichtig

Fühlen/fühlten Sie sich von Ihren Eltern, Bezugspersonen, von der Familie geliebt?

Wenn ja, wurden Sie auch ohne gute Leistungen (Schule, Sport etc.) geliebt?

sehr geliebt	1	2	3	4	5	überhaupt nicht geliebt

Woran merken/merkten Sie, dass Sie geliebt werden bzw. worden sind?

Können Sie sich an Ihre ersten bewussten Liebeserfahrungen erinnern?

Lieben Sie Ihre Eltern, Bezugspersonen, Geschwister, Freunde etc.?

Woran merken Sie, dass Sie jemanden lieben?

- ▷ Weil ich diesem Menschen etwas Gutes tun will.
- ▷ Weil ich diesen Menschen vermisse, wenn er nicht in meiner Nähe ist.
- ▷ Weil ich mich geliebt fühle.
- ▷ Weil ich mit diesem Menschen Zeit verbringen will.
- ▷ Weil mir die Meinung dieses Menschen wichtig ist.

Sind Sie ständig auf der Suche nach jemandem, der Sie bedingungslos liebt?

Suchen Sie unablässig nach Liebesbeweisen?

Lieben Sie nur, weil Sie geliebt werden?

Suchen Sie nach einem Partner, der alle Ihre Bedürfnisse abdeckt?

Fühlen Sie sich ständig leer und einsam?

Fallen Ihre Antworten insgesamt eher negativ aus, dann hatten Sie ungünstige Startbedingungen in die Welt der Liebe. Setzen Sie sich nun gezielt mit den Themen Selbstwert, Selbstliebe, Abhängigkeit und Versöhnung auseinander.

Auch wenn Sie im ersten Moment den Eindruck haben, dass Ihr Start ins Leben eher lieblos und vielleicht sogar gewaltvoll verlaufen ist und Sie von Ihren Eltern oder Bezugspersonen wenig Zuneigung erfahren haben, werfen Sie einen zweiten oder dritten Blick zurück auf Ihre Kindheit. Suchen Sie ganz explizit nach Situationen, Personen, Erlebnissen, wo Sie sehr wohl Liebe, Wertschätzung und Akzeptanz erfahren haben. Manchmal sind diese Erfahrungen durch unsere Dramen verdeckt. Die Tatsache, dass Sie am Leben sind, bedeutet, dass Sie mehr Positives bekommen haben, als Ihnen bewusst ist. Wer oder was ist für Sie ein Nährboden gewesen? Wer hat Sie in den Arm genommen, gestreichelt und wahrgenommen?

Wann beginnt Liebe?

Schon während der Schwangerschaft spielen Zuwendung und Liebe eine wesentliche Rolle für die spätere Liebesfähigkeit. Nicht nur ungesunde Ernährung, Zigaretten, Alkohol und Drogen haben Auswirkungen auf die Entwicklung des Säuglings, sondern auch der Schwangerschaftsverlauf. Freut sich eine Mutter auf ihr Kind, sind die Rahmenbedingungen positiv und fürsorglich. Steht die Mutter unter Dauerstress oder befindet sich in Lebenskrisen, kann das negative Folgen haben. Bereits im Mutterleib sind wir in der Lage, den liebevollen Umgang zu spüren, und können darüber hinaus auch Stress und Empfindungen der Mutter wahrnehmen.

Werden nur die existenziellen Bedürfnisse (Füttern, Waschen, Wickeln etc.) eines Säuglings befriedigt, stirbt er. Wir benötigen von Beginn an liebevolle Zuwendung. Zuspruch, Zärtlichkeit und Aufmerksamkeit schaffen einen Nährboden für Geborgenheit, Sicherheit, Stabilität und Wärme. Schafft es die Bezugsperson durch ihr Einfühlungsvermögen, eine tragfähige Bindung zu dem Säugling, der gänzlich von ihr abhängig ist, aufzubauen, dann lernt der Säugling Zuverlässigkeit und Sicherheit. Unter ungünstigen Bedingungen werden Ängste und Unsicherheiten die Grundlage des heranwachsenden Menschen werden.

Viele Persönlichkeitsstörungen liegen in der Kindheit begraben und zahlreiche Menschen brauchen eine andere Person, um sich geliebt und anerkannt zu fühlen, weil sie nicht gelernt haben, ihr Urvertrauen zu stärken, sich selbst zu lieben und für sich selbst zu sorgen.

Wo lernen wir zu lieben?

„Erziehung ist Vorbild und Liebe, sonst nichts!"

(JOHANN HEINRICH PESTALOZZI)

Wir lernen von unseren Eltern oder Bezugspersonen, was Liebe ist und wie diese gelebt wird. Im günstigsten Fall lernen wir Vertrauen, Sicherheit, Geborgenheit und Stabilität. Im ungünstigsten Fall bauen wir Ängste, Abhängigkeiten und Unsicherheiten auf. Ein liebevoller Start ins Leben nährt unser Selbstwertgefühl, macht uns stark, mutig und zuversichtlich. Nicht nur unser Geist und Körper brauchen Nahrung. Auch unser Herz braucht regelmäßig Nahrung in Form von Liebe und Zärtlichkeit, sonst verhungert es und wir verkümmern emotional. Wir werden unsicher, ängstlich, fühlen uns minderwertig und einsam. Wir sind leicht zu blenden, wenn dann ein Mensch in unser Leben tritt und uns all das zu geben scheint, was wir so lange vermisst und gesucht haben.

Um unser Liebesbarometer zum Steigen zu bringen, brauchen wir aber nicht unbedingt einen Partner oder eine Partnerin, denn die Liebe steckt in allen Dingen des Lebens. Vor allem aber steckt die Liebe in uns.

Als Kind sind wir ausgeliefert. Wir müssen vielleicht Unangenehmes aushalten, durchhalten, nachgeben, uns anpassen, die Befindlichkeiten und Launen unserer Eltern ertragen und ähnliches mehr. Viele Menschen beschreiben ihre Kindheit als Durststrecke, geprägt von Unsicherheiten, Spannungen und Hilflosigkeit. „Was hätte ich denn tun sollen, ich musste ruhig und brav sein, damit ich meine Mutter oder meinen Vater oder sonstige Bezugspersonen nicht aufregte. Ich stellte meine Bedürfnisse hinten an", schildern manche Menschen ihre Kindheit. Damals hatte das sicher seine Richtigkeit, als Kind sind die Möglichkeiten auf Veränderung sehr eingeschränkt bzw. oft gar nicht vorhanden. Als Erwachsener können Sie in Krisenzeiten in Ihre Kindheit zurückgehen, überlegen, was Sie damals gebraucht hätten, es auf heute umlegen und ändern. Freunden Sie sich mit der Idee an, dass Sie heute nichts mehr aus- oder durchhalten und starr vor Angst werden müssen. Sie können stattdessen in jeder Minute Ihres Lebens Entscheidungen treffen und diese umsetzen.

Wenn wir keine Liebe bekommen, fällt es auch schwer, Liebe zu geben!

Kränkungen, Neid, Konkurrenz, Aggressionen, Mobbing, Bossing und Amokläufe sind Resultate von zutiefst unglücklichen Menschen, deren Herz schon lange leer ist und die blind vor Wut um sich schlagen. All das ist ein Schrei nach Liebe und Aufmerksamkeit. „Ich will endlich wahr- und ernst genommen werden", sagte ein Gewaltverbrecher, nachdem man ihn gefasst hatte.
Wichtig ist, dass Sie Ihre Schwachpunkte kennen, um sie verändern und bearbeiten zu können. Wenn Sie Frieden und Liebe in sich gefunden haben, werden Sie auch auf Resonanz von außen stoßen.

„Man kann in Kinder nichts hineinprügeln, aber vieles herausstreicheln."

(ASTRID LINDGREN)

Legen Sie dieses Zitat einmal auf Ihre Partnerschaften um. Wie oft haben Sie versucht, Ihren Partner umzustimmen? Viele Menschen, überwiegend Frauen, wollen mehr Nähe als ihr männlicher Partner. Sie hätten gerne, dass der Mann das Bedürfnis hat, mit Ihnen zusammen zu sein. Aber wie erzeuge ich dieses Bedürfnis im Gegenüber? Wenn ich möchte, dass jemand Zeit mit mir verbringen will, dann schaffe ich das nur über die Brücke der Sanftheit und Harmonie. Oft passiert aber Folgendes: Die Partnerin beklagt sich über die vielen Defizite, zieht sich gekränkt zurück, schreit, fordert, diskutiert und droht. Niemals erreichen Sie auf diese Art das Herz eines anderen Menschen und schon gar nicht das Bedürfnis, dass dieser Mensch in Ihrer Nähe sein möchte. Versuchen Sie Ihren Partner zu verstehen, reden Sie mit ihm, sagen Sie ihm, was Sie sich wünschen und dass Sie ihn vermissen. Was Sie mit Gewalt erreichen, können Sie auch nur mit Gewalt aufrechterhalten. Wenn Ihr Partner diesen Wünschen nicht nachkommen kann bzw. will, dann setzen Sie sich mit der Frage auseinander, ob das wirklich Ihr Herzenspartner ist, mit dem Sie glücklich sind.

Der Verstärker

Christine erzählt: „Ich fühle mich immer nur lebendig, wenn ich gerade verliebt bin. Zusätzlich fühle ich mich stark, selbstbewusst und attraktiv. Diese anfängliche intensive Aufmerksamkeit und Zuwendung lassen mich aufblühen. Doch mit dem Schwinden dieser Aufmerksamkeit und Zuwendung verschwinde ich langsam auch wieder, bin dann verunsichert und beginne zu klammern. Mein Selbstwertgefühl verlässt mich, mein Fokus ist völlig bei meinem Gegenüber. Ich brauche seine Liebe, um mich selbst zu mögen und inneren Frieden zu finden."

Christine braucht einen Verstärker, um sich liebenswert, selbstbewusst und lebendig zu fühlen. Sie wird immer abhängiger, unfreier und unsicherer.

Die (Er-)Lösung liegt nicht in der Partnerschaft, sondern in Christine selbst. Wenn sie sich auf den Prozess einlassen, ihre Schwächen aufarbeiten und ihre Selbstliebe stärken kann, wird sie sich selbstbewusster, sicherer und unabhängiger in einer Beziehung fühlen.

Unerfüllte Sehnsüchte und Einsamkeit vermehren sich wie ein Virus. Wir hoffen auf die Erlösung durch den passenden Partner, tief im Inneren glauben wir aber nicht daran. Immer mehr Menschen verlieren den Glauben an die Liebe und vergessen dabei die wichtigste Frage: „wem kann *ich* meine Liebe schenken?"

Stecken Sie zum Beispiel in einer Krise, wenn Sie sich zwischen zwei Menschen entscheiden sollen, kann Folgendes vorkommen: Sie beginnen sich zu fragen, wer von beiden kämpft mehr um mich, bemüht sich mehr und tut mehr. Die allseits bekannte „Pro-und-Contra-Liste" kommt zur Anwendung. Diese Gedanken werden Sie nicht zu einer erfüllten Beziehung führen. Es fehlt eine entscheidende Frage – wem von diesen beiden Menschen möchte *ich* meine Liebe, meine Zeit, meine Fürsorge und meine ungeteilte Aufmerksamkeit schenken, ganz ohne Gewähr und Garantie, dabei auch auf Gegenliebe zu stoßen. Wenn wir nur lieben, weil wir geliebt werden, geht es nicht um Liebe, sondern um einen Deal. Es geht um Sicherheit, Zweifel und mangelnde Selbstliebe.

Alexandra, 39 Jahre, Bankangestellte in einer Führungsposition, steckt in einer Affäre fest. „Eine Kombination aus beiden wäre genial", sagt sie immer wieder. Beide Männer wollen mit ihr zusammen sein, aber bei beiden müsste sie den einen oder anderen Kompromiss eingehen. Jeder glaubt, dass er der Einzige ist. Was tun? Die ständige Pro-und-Contra-Liste ist zermürbend. Keiner der beiden ist perfekt. Alexandra ist auch nicht perfekt. Menschsein schließt Perfektion aus. Sie spricht von Liebe, lässt sich aber auf keinen von beiden wirklich ein. Sie lebt ihren ständigen Kampf, und das mit schlechtem Gewissen. Lieben heißt sich einzulassen, „ja" zu sagen und die Beziehung zu gestalten.

Liebe heißt Freude schenken, Mitgefühl zeigen, aber auch Freiheit lassen. Wenn wir uns selbst aber keine Freude schenken und kein Gefühl für uns aufbringen können, wird es schwierig, diese Gefühle für einen anderen Menschen zu entwickeln.

Angebot

Statt einer Pro-und-Contra-Liste schreiben Sie auf, welche Qualitäten Ihr Wunschpartner mitbringen soll – natürlich auf allen drei Ebenen: Körper, Geist und Seele. Dies inkludiert natürlich auch Wertvorstellungen.

Im Anschluss daran überprüfen Sie, inwieweit Ihr derzeitiger Partner oder Ihr Ex-Partner diesen Vorstellungen entspricht.

Selbsttest

Wie steht es mir Ihrer Lebenszufriedenheit?

Stellen Sie sich eine Autobahn vor oder zeichnen Sie eine auf. Dann legen Sie diese auf Ihr Leben um.

Mit welchem Tempo sind Sie in Ihrem Leben am häufigsten unterwegs?

Wenn Sie mit hohem Tempo ständig auf der linken Spur unterwegs sind und nur am Pannenstreifen zur Ruhe kommen, weil Sie erschöpft oder krank sind, reagieren Sie in einer Beziehung sensibler auf Irritationen der Liebe, weil Sie ständig überlastet und erschöpft sind. Eine Trennungssituation wird ebenso schwieriger zu bewältigen sein, da Sie über keine Reserven verfügen, auf die Sie dann zurückgreifen können.

Wenn Sie zu schnell durchs Leben rasen, bekommen Sie einen Tunnelblick, der Sie daran hindert, viele schöne und angenehme Dinge des Lebens wahrzunehmen.

Wenn Sie nur mit geringem Tempo auf der rechten Spur oder am Rastplatz unterwegs sind und kaum aktiv am Leben teilnehmen, viele Dinge nicht beachten, Gefühle unterdrücken oder zu sensibel auf verschiedene Lebensereignisse reagieren, kann es sein, dass Sie in manchen Situationen unangemessen reagieren.

Versuchen Sie, ein ausgewogenes Verhältnis in Ihrem Lebensstil zu finden. Es gibt selbstverständlich Zeiten, in denen wir aufgefordert sind, unser Tempo zu erhöhen. Gehen Sie dazwischen aber immer wieder vom Gas, drosseln Sie Ihr Tempo oder steuern Sie einen Rastplatz an. Ruhen Sie sich aus, erholen Sie sich, tanken Sie Kraft, Liebe und Geborgenheit – auch familiäre oder freundschaftliche Liebe. Lassen Sie das Innehalten zu. Nutzen Sie die Qualität des Stillstandes, besser ausgedrückt: die Qualität der Pause.

In einer Partnerschaft kann es vorkommen, dass der Partner zeitweise ein anderes Tempo fährt. Wichtig ist, dass Sie wieder auf dieselbe Spur kommen und Zeit füreinander finden.

Setzen Sie Prioritäten!

Bei Vorträgen im Rahmen einer Rehabilitationseinrichtung werden diese zwei Fragen *immer* folgendermaßen beantwortet:

1. *„Was ist Ihnen in Ihrem Leben am wichtigsten, was liegt Ihnen am Herzen?“*
   (Beantworten Sie diese Frage ganz spontan für sich)

Die Antwort, die am häufigsten vorkommt, lautet: „Gesundheit und Liebe“

2. *„Wofür verwenden Sie die meiste Zeit in Ihrem Leben?“*
   (Beantworten Sie diese Frage ganz spontan für sich)

Die Antwort, die am häufigsten vorkommt, lautet: „Arbeit und Geld verdienen“

Vielen von uns scheint Gesundheit und Liebe am meisten am Herzen zu liegen. Warum verbringen wir dann die meiste Zeit mit Arbeit und Geld verdienen?
Um Dinge zu kaufen, die wir nicht brauchen, um Menschen zu beeindrucken, die wir nicht mögen, mit Geld, das wir nicht haben. Was denken Sie?
Sollten Ihre Antworten anders ausgefallen sein, dann überprüfen Sie, ob die beiden Antworten für Sie stimmig sind. Wie viel Beachtung schenken Sie den Dingen in Ihrem Leben, die Ihnen am Herzen liegen?
Meine eigene Gesundheit und mein Wohlbefinden haben ebenso mit Liebe zu tun wie die Liebe zu einem anderen Menschen. Erst wenn es mir selbst gut geht und ich mit meinem Leben zufrieden bin, bin ich frei und offen für die Liebe zu einem anderen Menschen. Wenn es mir schlecht geht, Unzufriedenheit das beherrschende Gefühl in meinem Leben ist, vermag ich es nicht, Freude und Liebe zu schenken. Kurzum, wenn es mir schlecht geht, geht es auch meiner Umwelt schlecht.
So wie wir mit uns selbst umgehen, gehen wir in vielen Fällen auch mit unserer Umwelt um.

Nehmen Sie sich nun etwas Zeit, suchen Sie einen ruhigen Platz und versuchen Sie die folgenden Fragen für sich selbst zu beantworten.

- ▷ Sind Sie mit Ihrem derzeitigen Privatleben zufrieden?
- ▷ Sind Sie mit Ihrem derzeitigen Berufsleben zufrieden?
- ▷ Sind Sie mit Ihrer familiären Situation zufrieden?
- ▷ Haben Sie einen intakten Freundeskreis?
- ▷ Fühlen Sie sich insgesamt wohl?
- ▷ Haben Sie Hobbys, Interessen, denen Sie auch nachgehen?
- ▷ Wie entspannen Sie sich am besten?
- ▷ Was tun Sie Gutes für sich selbst?
- ▷ Wie verwöhnen Sie sich selbst?
- ▷ Welche Wünsche und Bedürfnisse haben Sie in Ihrem Leben?
- ▷ Wovon träumen Sie?
- ▷ Was möchten Sie gerne (noch) erleben oder erreichen?
- ▷ Kennen Sie Ihre Stärken und Schwächen? Wie gehen Sie damit um?
- ▷ Kennen Sie Ihre Grenzen? Achten Sie Ihre Grenzen?
- ▷ Können Sie „Nein“ sagen?
- ▷ Wie gehen Sie mit Misserfolg und Leid um?
- ▷ Können Sie sich selbst feiern (Geburtstage, berufliche Erfolge etc.)?
- ▷ Stehen Sie gerne im Mittelpunkt?
- ▷ Wer ist der wichtigste Mensch in Ihrem Leben?
- ▷ Finden Sie sich attraktiv?
- ▷ Finden Sie Ihr Leben lebenswert?
- ▷ Finden Sie sich liebenswert und lieben Sie sich selbst?

Welche Gefühle kommen hoch, wenn Sie sich Ihre Antworten ansehen? Möchten Sie gerne etwas ändern oder fallen Ihnen Schwachpunkte auf? Was hindert Sie daran, Dinge, die Sie ändern wollen, auch wirklich zu ändern? Achten Sie gut auf sich?
Wenn Ihre Antworten überwiegend negativ ausfallen und Ihr Grundgefühl „Unzufriedenheit“ heißt, wenn Sie das Gefühl haben „gelebt zu werden“ und eher eine resignative Haltung eingenommen haben, dann wird es Zeit, Ihr Leben auf den Kopf zu stellen. Es wird Zeit, dass Sie auf Ihrer Lebensbühne in die Hauptrolle schlüpfen und außerdem die Regie übernehmen. Setzen Sie Grenzen, hal-

ten Sie Stopp-Schilder bereit, stärken Sie Ihr Mitgefühl für sich selbst. Nehmen Sie Ihre Bedürfnisse ernst und stehen Sie dazu.

Wer ist der wichtigste Mensch in Ihrem Leben?
Es gibt nur eine richtige Antwort, nämlich Sie selbst.

Die Voraussetzung für erfüllte soziale Kontakte ist, dass Sie gut auf sich achten, um auch auf andere schauen zu können.

Angebot

Wie viel Zeit verbringen Sie mit sich selbst?

Stellen Sie sich eine Uhr vor (24-Stunden-Einteilung).
Tragen Sie Ihre momentanen, tatsächlichen Zeiten wie folgt ein:

.... Schlafenszeiten

.... Arbeitszeiten

.... Haushalt

.... Erledigungen

.... Soziale Verpflichtungen (Organisation) – Familie, Partnerschaft, Freundschaft, Vereinstätigkeiten

.... sonstige Pflichten

.... „Liebesmomente“: Partnerschaft (Zweisamkeit), Familie, Freunde etc.

.... „Genussmomente“: Hobbys, Interessen, Sport, Entspannung etc.

.... Zeit für mich

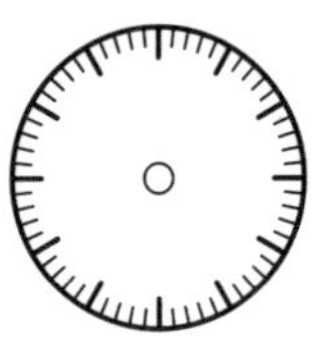

00:00 bis 12:00 Uhr

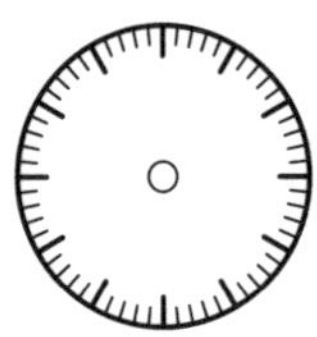

12:00 bis 24:00 Uhr

Geradeheraus gesagt, besteht unser Leben aus Arbeitszeit und Freizeit, Anspannung und Entspannung.
Die Freizeit stellt einen wichtigen Gegenpol zu den täglichen Herausforderungen des Arbeitslebens dar und sollte dementsprechend sinnvoll genutzt werden.

- ▷ Wie verbringen Sie Ihre Freizeit?
- ▷ Wie entspannen Sie sich?
- ▷ Was tun Sie für sich selbst?
- ▷ Nehmen Sie sich Zeit für sich selbst?
- ▷ Nehmen Sie sich Zeit für Ihre Interessen, Gedanken, Visionen, Sport, Hobbys, Genuss, Entspannung und vieles mehr?
- ▷ Was tun Sie für Ihre Gesundheit, Ihre Zufriedenheit, Ihr Wohlbefinden?
- ▷ Wie viel Zeit nehmen Sie täglich in Anspruch, um sich zu entspannen? Oder anders: Wie viel Zeit würden Sie eigentlich brauchen, die Sie sich aber nicht gönnen?

In der Praxis zeigt sich, dass diese Fragen großes Unbehagen auslösen. Eine typische Antwort ist: „Das ist doch egoistisch, mich so viel mit mir selbst auseinanderzusetzen!"

Dieser Gedanke ist falsch, denn es geht um einen „*gesunden* Egoismus". Wir nennen es Selbstfürsorge oder einen liebevollen und respektvollen Umgang mit sich selbst. Wenn ich nicht gut und liebevoll mit mir umgehe, werde ich dazu auch nicht bei anderen Menschen in der Lage sein. Wenn wir aber wahrhaftige Liebe schenken, bekommen wir in den meisten Fällen Liebe zurück.

Ignorieren wir allerdings unsere Bedürfnisse und Wünsche und wird unser Leben zu einem Pflichtausübungsprogramm, werden sich früher oder später Gefühle der Überlastung und Erschöpfung einstellen. Das geht auf Kosten unserer Liebesmomente im Leben. Je weniger Liebesmomente oder auch Genussmomente wir im Leben haben, desto mehr verkümmern unser Herz und unsere Liebesfähigkeit. Wir verlieren unsere Lebendigkeit. Wenn wir durchs Leben hetzen und Besitz und Qualifikationen anhäufen, kann es sehr schnell passieren, dass wir die Liebe verlieren. Wir beginnen immer mehr an uns selbst zu zweifeln und suchen die Bestätigung im Außen. Wir wollen geliebt werden und verlernen immer mehr zu lieben. Dann laufen wir Gefahr, dass wir viele Gefühle mit Liebe verwechseln und enttäuscht zurückbleiben.

Wenn Sie zuerst alle anderen Menschen in Ihrem Umfeld glücklich sehen wollen, dann werden Sie selbst nie glücklich sein. Wie wollen Sie einen anderen Menschen glücklich machen, wenn Sie es selbst nicht sind? Wie wollen Sie einem anderen Menschen finanziell helfen, wenn Sie selbst arm sind?

Entscheidungskonflikte

Stellen Sie sich folgende Situation vor: Sie sind müde und freuen sich auf Ihr Sofa oder die Badewanne, einfach auf Ihren wohlverdienten Feierabend. Plötzlich ruft ein Freund oder eine andere wichtige Person an und fragt Sie, ob Sie kurz Zeit haben. Wie reagieren Sie?

Die meisten Menschen werden sich die Zeit nehmen und die eigenen Bedürfnisse zurückstellen.

Stellen Sie sich nun vor, eine wichtige Person in Ihrem Leben bittet Sie ganz dringend um einen Geldbetrag, den Sie unmöglich aufbringen können. Wie reagieren Sie?

In den meisten Fällen werden die meisten Menschen diesem Wunsch nicht nachkommen.

Ähnlich verhält es sich, wenn wir krank sind und uns jemand um einen Gefallen bittet. Wir werden mit Bedauern ablehnen.

> Sie müssen nicht krank sein oder kein Geld haben, um Grenzen zu setzen. Sie dürfen ruhig auch einmal Ihr Telefon ausschalten, sich selbst in den Ruhe-Modus schalten und „Nein" sagen, weil Sie einfach müde sind oder keine Lust zu etwas haben.

Das soziale Umfeld

Angebot

Betrachten Sie Ihr Umfeld genauer. Nehmen Sie ein Blatt Papier und verschiedene Farbstifte. Zeichnen Sie in die Mitte des Blattes einen Kreis und schreiben Sie Ihren eigenen Namen hinein. Dann zeichnen Sie in das Umfeld weitere Kreise und beschriften Sie diese mit den Namen für Sie wichtiger Personen, also Menschen, mit denen Sie mehr oder weniger in Kontakt stehen. Wählen Sie für jede Person eine für sie passende Farbe. Achten Sie auf Farben, Nähe und Distanz zu Ihrem eigenen Kreis.

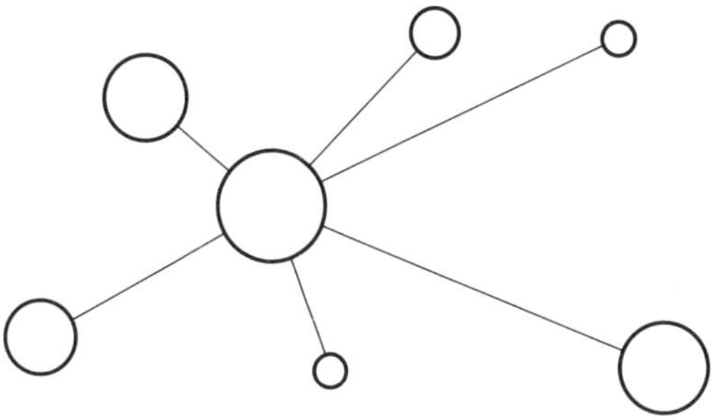

Musterbild

Wenn Sie fertig sind, betrachten Sie Ihr Bild.

- ▷ Was fühlen Sie? Welche Stimmung löst dieses Bild insgesamt aus?
- ▷ Welche Gefühle lösen die verschiedenen Menschen in Ihrem Umfeld aus, wenn Sie deren Namen lesen?
- ▷ Von wem fühlen Sie sich missverstanden, verstanden, gut genährt, geliebt etc.? Spüren Sie Sicherheit, Geborgenheit und Liebe? Kommen Enttäuschung, Kränkung und Ärger hoch oder gibt es noch ganz andere Gefühle?
- ▷ Gibt es Menschen, für die Sie nur die Klagemauer sind?
- ▷ Sind die Kontakte ausreichend oder stehen Sie eher isoliert oder gar alleine da?

Löst dieses Bild überwiegend negative Gefühle in Ihnen aus, dann stellen Sie sich die Frage, ob Sie an den Kontakten etwas verändern können oder wollen. Was brauchen Sie, um diese Veränderung bewerkstelligen zu können?

Oft sind wir von zahlreichen Menschen umgeben, die sich als Energie-Vampire herausstellen und täglich mit neuen Dramen und Tragödien aufwarten, ständig ihr Leid klagen, aber offensichtlich keine Lösung wollen. Diese Menschen werden Sie langfristig schwächen und erschöpfen.

Wenn das Bild hingegen überwiegend positive Gefühle auslöst, dann sind Sie in der glücklichen Lage, von hilfreichen und liebevollen Menschen umgeben zu sein. Intensivieren Sie diese positiven Kontakte. Schätzen Sie diese Menschen in Ihrem Leben!

Anstelle der Namen können Sie auch bestimmte Aktivitäten oder Wünsche eintragen und darüber nachdenken, manches zu intensivieren, zu reduzieren oder zu realisieren.

Wenn Sie denken, zu vielen Aktivitäten und Hobbys nachzugehen, schauen Sie einmal, ob vielleicht eine Pause angesagt ist.

Ein Zuviel an Kontakten, Aktivitäten, Hobbys oder auch Wünschen und Erwartungen führt in den meisten Fällen zu Überforderung, Erschöpfung und Enttäuschung. Ein Zuwenig von all dem führt meist zu Isolation, Langeweile und Frustration.

Versuchen Sie ein Gleichgewicht zu schaffen, welches sich für Sie stimmig und angenehm anfühlt. Wenn Sie es alleine nicht bewerkstelligen können, suchen Sie Unterstützung.

> Wie sind Sie bisher mit Verlusten bzw. Trennungen, Misserfolgen und Konflikten umgegangen?

Wie sind Sie den oben beschriebenen Erfahrungen begegnet? Wie haben Sie diese in der Vergangenheit bewältigt? Welche Strategien haben Sie angewandt?

Wenn Sie generell der Meinung sind, dass Sie unfähig, zu wenig intelligent und zu wenig attraktiv etc. sind, dann überlegen Sie sich, ob Sie weiterhin diese Opferrolle beibehalten wollen, oder ob Sie Ihre Ressourcen wahrnehmen und stärken und damit auch gleichzeitig Ihr Selbstbewusstsein nähren wollen.

Liebeskummer und Freundschaft

Freundschaften, Familie und sonstige Vertrauenspersonen leisten häufig einen wesentlichen Beitrag auf dem Weg zu unserer Heilung. Nutzen Sie diese Quellen, aber bringen Sie diesen Menschen auch Wertschätzung entgegen. Manuela macht seit Wochen nichts anderes, als auf ihr Telefon zu starren. Endlich läutet es, sie hebt ab und sagt enttäuscht: „Ach, du bist es nur." Am anderen Ende der Leitung ist ihre Freundin Kathy, die sie täglich anruft und seit geraumer Zeit für sie da ist. Sie lässt sich ihre Enttäuschung nicht anmerken und versucht, Manuela aufzubauen und zu beruhigen. Dass sie selbst gerade Sorgen hat, lässt sie sich nicht anmerken. Wie lange wird Kathy diese Situation noch durchhalten – im Namen der Freundschaft?

Schauen Sie sich um, weltweit geht es immer um die Liebe. Das am häufigsten besprochene Thema ist die Liebe, genauer gesagt das Suchen, Finden und Verlieren der Liebe. Wir alle kennen den Plagegeist „Liebeskummer" und den Drang, den er erzeugt, über ihn zu reden, ihn zu zerpflücken, ihn bis ins kleinste Detail zu analysieren, um dann wieder von Neuem zu beginnen. Das vergiftet uns selbst, aber nach und nach auch unsere Freundschaften und andere Kontakte. Die Dosis macht das Gift. Gute Freunde sind füreinander da, aber wenn in einer Freundschaft nur noch der Schmerz Platz hat, besteht die Gefahr, dass diese Freundschaft irgendwann gefährdet wird und im schlimmsten Fall in die Brüche geht. Versuchen Sie in Ihrem Schmerz daran zu denken, dass Ihr Gegenüber auch ein Leben hat, vielleicht sogar gerade frisch verliebt ist, Sorgen hat etc. Eine gewisse Zeit nimmt sich jeder gerne zurück, aber eben nur eine gewisse Zeit.

Leidenssituationen schaffen oft Nähe zu anderen Leidensgenossen, aber achten Sie darauf, ob das Leid oder die Lösung im Vordergrund steht. Es gibt Menschen, die einfach nur ihr Leid breittreten und immer mehr ausbreiten und bei jedem Lösungsangebot wieder verschwinden. Begegnen Sie Menschen, die ständig um Hilfe schreien und im Grunde keine Lösung möchten, folgendermaßen: Sagen Sie, dass Sie gerne für den Heilungs- und Leidensprozess zur Verfügung stehen, aber nicht ohne Aussicht auf Klärung und Lösung.

Achten Sie auch auf Eigeninteressen Ihres Freundeskreises. Das heißt, es kann vorkommen, dass der beste Freund gerade getrennt oder geschieden ist und Sie selbst noch unsicher sind, was eine Trennung betrifft, oder viele Unkenrufe gegen Ihren Partner laut werden, weil es doch sehr praktisch wäre, zu zweit als Single durchs Leben zu gehen. In diesem Fall bitten Sie eine neutrale Person um Rat.

Auch in der Liebe gilt: „Erfolg ist ansteckend!" Wenn Sie sich ausschließlich mit Menschen umgeben, die Ihr Leid teilen, bekommen Sie zwar die Bestätigung, dass Sie mit dem Schmerz nicht alleine sind, werden aber höchstwahrscheinlich keine Lösung finden. Wenn der Schmerz nachlässt und Sie eine Partnerschaft, Familie und Kinder wollen, dann holen Sie sich Rat von Menschen, die eine glückliche Beziehung führen oder in stabilen Familiensystemen leben.

Wie gehe ich mit Informationen vom Ex-Partner eines Freundes um?

„Ich habe den besten Freund des Ex-Mannes meiner Freundin getroffen, und er hat mir erzählt, dass es dem Ex-Mann meiner Freundin gut geht und er eine neue Freundin hat", erzählt Elisabeth. „Soll ich das meiner Freundin erzählen?", fragt sie unsicher. „Vielleicht hilft ihr das, dass sie ihn endlich loslassen kann, ich weiß, dass sie immer noch hofft", sagt sie.

Manchmal kommen wir in solche oder ähnliche Situationen und wissen nicht, wie wir mit diesen Informationen umgehen sollen. Vielleicht hilft Ihnen die folgende Geschichte weiter. Von Sokrates, dem Lehrer von Platon und Aristoteles, wird folgende Geschichte erzählt.

Die drei Filter des Sokrates

„Weißt Du, was ich gerade über einen Deiner Freunde hörte?", fragte ein Bekannter.

„Moment mal", sagte Sokrates. „Bevor Du mir irgendetwas erzählst, möchte ich mit Dir einen kleinen Test machen. Er wird der ‚dreifache Filter' genannt.

„Dreifacher Filter?", fragte der Mann.

„Ja", sagte Sokrates, „so heißt dieser Test. Bevor Du mir über meinen Freund etwas erzählst, möchte ich, dass Du das, was Du sagen willst, drei Mal filterst. Der erste Filter ist der der Wahrheit. Bist Du Dir wirklich sicher, dass das, was Du mir erzählen willst, wahr ist?"
„Nein", sagte der Mann, „ich hatte das gerade gehört und wollte es Dir einfach weitergeben."
„Gut", sagte Sokrates. „Du weißt also nicht, ob es wirklich wahr ist. Lass uns nun den zweiten Filter anwenden, den der Güte. Ist das, was Du mir über meinen Freund erzählen willst, etwas Gutes?"
„Nein, im Gegenteil", sagte der Mann, „es ist etwas Schlechtes."
„Also", fuhr Sokrates fort, „Du willst mir über ihn etwas Schlechtes erzählen und Du bist dir nicht sicher, ob es wahr ist. Du kannst den Test trotzdem noch bestehen, denn es gibt noch einen dritten Filter, den des Nutzens. Ist das, was Du mir über meinen Freund sagen willst, für mich nützlich?"
„Nein, nicht wirklich", antwortete der Mann.
„Dann", schloss Sokrates, „wenn das, was Du mir sagen willst, nicht unbedingt wahr, nicht gut und auch nicht nützlich ist, dann belaste uns beide nicht damit."

Achten Sie ganz genau darauf, ob eine Geschichte wahr, gut und nützlich für den Heilungsprozess ist. Es gibt keine allgemein gültige Regel, was wir in solchen Situationen erzählen sollen und was nicht. Es geht um das Abwägen der drei Wahrheiten und um Ihr Gefühl und die Beziehung zu dem leidenden Menschen.

Körper, Geist und Seele

„Ändert sich der Zustand der Seele,
so ändert dies zugleich auch das Aussehen des Körpers.
Ändert sich das Aussehen des Körpers,
so ändert dies auch den Zustand der Seele!"

(ARISTOTELES)

Für den Heilungsprozess, aber auch um sich zu stärken, nutzen Sie auch die körperliche, geistige und seelische Ebene.

Körper-Ebene

Gerade wenn wir Kummer mit der Liebe haben, führt die Traurigkeit zu Niedergeschlagenheit und Trägheit, was sich in einem Mangel an Bewegung zeigt. Oft kommt es zu einem Rückzugs- und Vermeidungsverhalten auf allen Ebenen. Aktivitäten und Kontakte werden reduziert oder eingestellt. Geistige Tätigkeiten flachen ab.

> Stillstand ist wie Treibsand. Kommen Sie in Bewegung!
>
> Suchen Sie sich einen Ort im Freien, wo Sie sich wohlfühlen, und beginnen Sie mit langsamen Schritten in Ihrem Tempo. Nehmen Sie den Boden wahr, den Geruch, Ihre Umgebung, atmen Sie tief ein und aus. Machen Sie Pause vom Leiden. Vielleicht sind es zu Beginn nur fünf Minuten, vielleicht gehen Sie die nächsten paar Wochen einfach nur langsam einen Weg Ihrer Wahl. Öffnen Sie Ihre Sinne und geben Sie Ihrer Sinnlichkeit wieder Platz.
>
> Steigern Sie Ihr Tempo, wenn es sich stimmig anfühlt.

Kummer bedeutet ebenso Stress wie andere alltägliche Belastungen, und Stress wird immer begleitet von diversen Stresshormonen, die uns schwächen. Wie bekommen wir diese Hormone wieder aus unserem Blut? Ganz einfach – durch Ausdauersport. Der angenehme Nebeneffekt: Sie bekommen Ihren Kopf frei, stärken Ihr Immunsystem und Ihr Körper wird straff und fest. Das wiederum wirkt sich positiv auf Ihre Ausstrahlung aus und erhöht nebenbei Ihr Charisma.
Legen Sie Pausen ein, wenn Sie zu jenen Menschen gehören, die in die Bewegung flüchten und ständig auf Achse sind. In diesem Fall lesen Sie nach der Ernährung bei der geistigen Ebene weiter.

Ernährung

Die Ernährung hat Auswirkungen auf unsere Gesundheit und unser Wohlbefinden. Ständiges Fast Food, Fertiggerichte, einseitige oder mangelhafte Ernährung führen in den meisten Fällen zu ver-

mehrter Müdigkeit, geistiger und körperlicher Trägheit, Gewichtsschwankungen, allgemeinem Unwohlsein und vielen Krankheiten. In Krisenzeiten verliert sogar unser Lieblingsgericht an Geschmack. Versuchen Sie wieder Geschmack am Leben und am Essen zu finden. Beleben Sie Ihre Geschmacksnerven wieder. Sie wissen, Liebe geht durch den Magen, auch die Selbstliebe. Beginnen Sie mit Kleinigkeiten, die Ihnen schmecken. Kochen Sie selbst!
Auch Nikotin, Alkohol, Medikamente und andere Drogen wirken sich negativ auf Körper, Geist und Seele aus. Aber bekannterweise macht die Dosis das Gift. Der Zeitfaktor ist ebenso ein wesentlicher Punkt. Wenn wir kurzfristig unseren Alkohol- und Zigarettenkonsum erhöhen und unregelmäßig essen, weil zum Beispiel die Sommer- oder Weihnachtszeit mit vielen Festivitäten verbunden ist, dann werden die Auswirkungen geringer sein. Wird aber ein ungünstiger Lebensstil zur Gewohnheit, werden wir krank.
Achten Sie auf Ihre Ernährung! Holen Sie sich – wenn nötig – professionelle Unterstützung.

Geistige Ebene

Auch die geistige Nahrung in Form von Filmen, Büchern, Zeitschriften etc. kann sich nachteilig auf unser Wohlbefinden auswirken.
Wenn Sie Ihren Geist nur mit schlichten TV-Programmen füttern und über das Lesen der Schlagzeilen der Tageszeitung nicht hinauskommen, Ihre Gespräche überwiegend sinnentleert, wenig anregend und sehr vom Leid bestimmt sind, wird ihr Geist verkümmern. Auch Ihr Geist will bewegt und gefordert werden. Suchen Sie sich in Zeiten des Leids auch tröstende Filme und Literatur. Schauen Sie, was wirklich zu Ihrer Stimmung passt. Gehen Sie sorgsam mit sich um.
Action-, Horror- oder Kriminalfilme und Ähnliches regen uns vielleicht genauso an wie politische Diskussionsrunden, aber Entspannung findet unser Geist auf Dauer nicht. Unser Geist will angeregt werden, aber auch Zeit zum Verdauen für diese Eindrücke haben. Wenn Ihnen danach ist, sich einen Klassiker der Liebe anzu-

schauen und hemmungslos zu weinen, dann gönnen Sie sich das, ebenso das Hören von Liebesliedern. Aber achten Sie darauf, ob Sie damit tiefer in die Leidensspirale abdriften oder ob es den Heilungsprozess fördert.
Wenn Ruhephasen nur noch während der Schlafphasen stattfinden und der Tag mit Aktivitäten und Tätigkeiten zugepflastert wird, dann wird sich früher oder später die Erschöpfung einstellen und die Sehnsucht nach Ruhe und Entspannung wird sich immer öfter bemerkbar machen.

Die Kraft Ihres Geistes

Mein Glaube kann Berge versetzen! Lassen Sie diesen Satz auf sich wirken!
Wir alle sprechen mit uns selbst, und das den ganzen Tag über. Welche Sätze könnten zu Ihnen passen?

- „Das schaffe ich nicht!"
- „Das halte ich nicht aus!"
- „Das kann ich nicht!"
- „Ich schnappe über!"
- „Ich bekomme die Krise!"
- „Ich werde das nie überwinden!"
- „Ich werde das nicht überleben!"

und viele ähnliche Aussagen

Angebot

Nehmen Sie zwei Stühle. Der eine Stuhl steht für eine negative Formulierung, die Sie gut kennen, der andere Stuhl steht für die positive.

Zum Beispiel: „Das schaffe ich nicht!" – „Das schaffe ich!"

Setzen Sie sich zuerst auf den Stuhl mit der negativen Formulierung und anschließend auf den Stuhl mit der positiven Formulierung. Lassen Sie beide Sätze auf den jeweiligen Stühlen auf sich wirken und spüren Sie den Unterschied. Probieren Sie es aus!

Geben Sie sich die Chance, die bisher negative Prophezeiung zu einer positiven zu machen.

Mit unseren Gedanken können wir viele Geschehnisse positiv beeinflussen. In der Psychologie nennt man das den „Effekt der sich selbsterfüllenden Prophezeiung".

Bei einer sich selbsterfüllenden Prophezeiung handelt es sich um eine Vorhersage, die sich genau deshalb erfüllt, weil wir an dieser Prophezeiung festhalten und an sie glauben. Wir verhalten uns dann aufgrund dieser Prophezeiung genau so, dass sich diese tatsächlich erfüllt. Lesen Sie etwa in Ihrem Tageshoroskop, dass Sie diese Woche einen netten Mann treffen werden, gehen Sie vermutlich aus und kommen gerade deshalb tatsächlich mit irgendeinem Mann ins Gespräch. Sie haben daran geglaubt und sind ausgegangen. Die Gültigkeit von dem Horoskop ist damit aber keineswegs bewiesen.

Autogenes Training, Progressive Muskelentspannung und Meditation

Damit sich Ihr Leid mindert und Ihr Schmerz leichter wird, empfehlen wir unter anderem Autogenes Training, Progressive Muskelentspannung und die Meditation.

Sollte Sie eine der kurz vorgestellten Methoden ansprechen und wollen Sie mehr darüber erfahren, wenden Sie sich an eine Person mit entsprechender Ausbildung. Es gibt ausreichend Angebote dieser Verfahren am Markt.

Fall Sie Bedenken haben oder Gefühle hochkommen, mit denen Sie alleine nicht zurechtkommen, suchen Sie sich professionelle Unterstützung.

Autogenes Training

Beim Autogenen Training handelt es sich um eine einfache Form der Selbsthypnose, die Ihr Leben auf vielfältige Weise erleichtern kann. Es hilft körperliche Beschwerden zu lindern, Stress zu reduzieren und Ihre Lebensziele zu verwirklichen.

Ruhe, Schwere und Wärme stellen die Grundübung des Autogenen Trainings dar. Der Körper wird schwer, die Muskulatur lockert

sich, und gleichzeitig lösen sich Verspannungen. Die Wärme sorgt für eine verstärkte Durchblutung des gesamten Körpers.
Sie können auch Formeln einbauen, die positiv und kurz formuliert sein sollen.
Beispiele:

Stresssituationen:	„Ich bleibe ruhig und gelassen" oder „Ruhe kommt von selbst"
Kopfschmerzen:	„Kopf ist frei und leicht" oder „Kopf ist gelöst und klar"
Atembeschwerden:	„Atmung ist ruhig, frei und leicht" oder „Mit jedem Atemzug gleite ich tiefer in die Entspannung"
Erholung in kurzer Zeit:	„In zehn Minuten bin ich frisch und munter"

Progressive Muskelentspannung nach Jacobson

Bei der Progressiven Muskelentspannung nach Edmund Jacobson handelt es sich um die bewusste An- und Entspannung einzelner Muskelgruppen, wodurch ein Zustand tiefer Entspannung des ganzen Körpers erreicht werden soll. Es geht darum, einzelne Muskelpartien kurz anzuspannen, diese Muskelspannung kurz zu halten und anschließend wieder zu lösen. Entscheidend ist hier die Konzentration auf den Wechsel zwischen An- und Entspannung und die Empfindungen, die dadurch ausgelöst werden.

Das Ziel der Progressiven Muskelentspannung ist

- Senkung der Muskelspannung
- Bessere Körperwahrnehmung
- Reduzierung von körperlicher Unruhe oder Erregung (z. B. Schwitzen, Zittern, Herzklopfen)
- Verringerung von Schmerzzuständen

Sie können diese Übung im Sitzen, Stehen oder Liegen durchführen. Spannen Sie von Kopf bis Fuß jeden Muskel bewusst (aber nicht schmerzhaft) einzeln für circa zehn Sekunden an und entspannen Sie diesen danach wieder. Fühlen Sie den Unterschied zwischen Anspannung und Entspannung und beobachten Sie, ob sich eine positivere Selbstwahrnehmung einstellt.

Meditation

Mittels Meditation können Sie Körper, Geist und Seele entspannen, beruhigen, stärken, heilen und versöhnen. Alle Menschen, mit oder ohne religiöser Überzeugung, können diese Methode anwenden. Stille, Leere, Eins-Sein, Im-Hier-und-Jetzt-Sein oder Frei-von-Gedanken-Sein sind die zentralen Begriffe der Meditation.

„Die Stille ist die größte Offenbarung!"

(LAOTSE)

Die Wirkungen von Meditation sind

- Körperliche bzw. muskuläre Lockerung
- Abbau von psychischen Spannungen, Ängsten, Schuldgefühlen
- Abbau von stressbedingten Beschwerden: Schlaflosigkeit, Bluthochdruck, Herzrhythmusstörungen, Nervosität
- Verbesserung der Gesamtstimmung
- Steigerung der Kreativität, Energie und Produktivität

Ziele, die Sie mithilfe der Meditation erreichen können, sind

- Lösen von Muskelverspannungen – Ihr Körper wird geschmeidiger
- Steigerung der Konzentrationsfähigkeit
- Selbst gesteuerte Bewusstseinsveränderungen

Egal, welche Art von Meditation Sie wählen – Meditation bedeutet, ganz allgemein die Konzentration auf ein Objekt, das Meditationsobjekt, zu richten, im Unterschied zu anderen Handlungen, bei denen Sie sich auf wechselnde Reize konzentrieren (z. B. wenn Sie ein Buch lesen, Schach spielen etc.).

Grundkenntnisse zur Meditation

Suchen Sie einen ruhigen, angenehmen und ungestörten Ort auf, entweder im Freien oder in einem gut gelüfteten Raum. Kühl ist besser als zu warm, damit Sie nicht einschlafen. Halten Sie eine Decke bereit, falls es Ihnen zu kalt wird.

Setzen oder legen Sie sich in bequemer Haltung hin.

Mittels Meditation können Sie Ihre körperliche und geistige Ebene vereinen, indem Sie sich völlig auf die Gegenwart, auf das Hier und Jetzt konzentrieren.

Atmen Sie ein und nehmen Sie bewusst wahr, dass Sie einatmen.

Atmen Sie aus und nehmen Sie bewusst wahr, dass Sie ausatmen.

Beginnen Sie mit fünf bis zehn Minuten und steigern Sie in Ihrem Tempo die Meditationseinheiten auf eine Stunde. Sie können sich auf ein Objekt, zum Beispiel eine Kerze, konzentrieren und damit ganz ins Hier und Jetzt eintauchen. Lassen Sie auftauchende Gedanken ziehen und konzentrieren Sie sich ganz auf das Hier und Jetzt. Sie merken ganz schnell, dass damit Ängste und Anspannung rasch verschwinden, sobald Sie sich im jetzigen Augenblick befinden.

Sie können auch positive Sätze, die für Sie passend sind, formulieren.

Wenn Sie Ihre Meditation beenden wollen, sagen Sie sich in Gedanken: „Ich beende meine Meditation und kehre in mein Alltagsbewusstsein zurück." Nehmen Sie Ihre Umgebung wieder wahr und richten Sie Ihre Aufmerksamkeit auf die Außenwelt.

Auf der körperlichen Ebene: Kommen Sie in Bewegung, strecken Sie sich, spannen Sie alle Ihre Muskeln an und lassen Sie bewusst locker. So findet auch Ihr Körper wieder aus der Entspannung zurück. Nehmen Sie sich Zeit für das Aufstehen und das Zurückkommen in den Alltag.

Angebot

Nehmen Sie sich fünf Minuten Zeit für sich. Suchen Sie sich einen ruhigen und angenehmen Ort und setzen Sie sich in bequemer Position auf den Boden. Wenn Sie möchten, verwenden Sie ein Sitzkissen oder eine Decke. Beobachten Sie Ihre Atmung, konzentrieren Sie sich, wie Ihre Atmung fließt und immer ruhiger wird. Korrigieren Sie – wenn nötig – Ihre Sitzposition und kommen Sie zur Ruhe. Schließen Sie die Augen. Konzentrieren Sie sich nun für die nächsten fünf Minuten auf das Wort „Liebe".

Wenn Ihr Geist wegwandert, lassen Sie ihn wegwandern, kommen Sie wieder zurück zum Wort „Liebe".

Welche Gefühle löst dieses Wort in Ihnen aus?

Sind die Gefühle angenehm oder unangenehm?

Spüren Sie Freude oder Enttäuschung?

Wo im Körper spüren Sie diese Gefühle?

Wenn Sie zurückkommen wollen, nehmen Sie sich Zeit, atmen Sie tief ein und aus, bewegen Sie sich langsam wieder, strecken Sie sich, öffnen Sie langsam wieder die Augen.

Vielleicht möchten Sie Ihre Erfahrungen einfach nur nachwirken lassen oder niederschreiben. Möglicherweise sind Sie unruhig geworden und Ihr Geist ist oft weggewandert, dann probieren Sie es zu einem anderen Zeitpunkt wieder.

Meditation ist Training und braucht Geduld. Aber es lohnt sich!

Seelische Ebene

Seelische Kränkungen und Verletzungen bringen Niedergeschlagenheit und Traurigkeit. Vermeiden, Wegschauen und Zudecken bringt uns der Glückseligkeit nicht näher, sondern vermehrt unser Leiden und wir stumpfen ab. Lebenskrisen zeigen uns einerseits den Verlust, bieten aber andererseits auch eine Möglichkeit zur Entwicklung und zum Wachstum.

Unser Leben besteht nicht nur aus Sonnentagen, auch die Schlechtwettertage gehören dazu. Wir wachsen an Niederlagen, wenn wir den verschiedenen Dämonen des Lebens ins Auge blicken und uns der Traurigkeit stellen.

Selbstversuch

Versuchen Sie einmal einen Verlust, ein Nichterreichen, Nichtgelingen oder Nichtbekommen positiv zu kommentieren. Was könnte der positive Anteil sein? Wie könnte sich diese Situation dennoch positiv auf Ihr Leben auswirken?

Raus aus der Opferrolle

Ein Mensch, der immer wieder in Beziehungen landet, die sehr leidvoll und schmerzhaft sind, und enttäuscht und verlassen zurückbleibt, wird so lange leiden, bis er die Verantwortung für sein Handeln übernimmt und Antworten bzw. eine Lösung sucht.

Beispiel

Anne landet immer wieder in den Armen rücksichts- und verantwortungsloser Männer, die sie nicht wahrnehmen, kaum in den Arm nehmen. Sie gibt alles, die Männer nehmen alles. Immer wieder keimt die Hoffnung auf: „Diesmal bemühe ich mich noch mehr und dann werde ich belohnt." Und immer wieder schlägt die Realität gnadenlos zu und der Mann geht. „Männer können nicht lieben", „Männer tun weh", „Männer sind Schweine", „Männer enttäuschen nur", „Männer übernehmen keine Verantwortung". Diese und ähnliche Sätze kommen dann immer wieder. Aber auch die Fragen nach dem Warum und „Was ist los mit mir?" werden immer lauter.

Angebot

Nehmen Sie sich fünf Minuten Zeit für sich. Suchen Sie sich einen ruhigen und angenehmen Ort und setzen Sie sich in bequemer Position auf den Boden. Wenn Sie möchten, verwenden Sie ein Sitzkissen oder eine Decke. Beobachten Sie Ihre Atmung, konzentrieren Sie sich, wie Ihre Atmung fließt und immer ruhiger wird. Korrigieren Sie – wenn nötig – Ihre Sitzposition und kommen Sie zur Ruhe. Schließen Sie die Augen. Widmen Sie sich in den nächsten fünf Minuten Ihrem Schmerz.

Wenn Ihr Geist wegwandert, lassen Sie ihn wegwandern, kommen Sie aber wieder zurück zu Ihrem Schmerz.

Woran ist Ihr Schmerz gebunden?

- Trauer oder Wut?

Was braucht dieser verletzte, leidende Teil, was braucht dieser Kummer?

- Kann es Trost oder Rückenstärkung sein?
- Tränen laufen lassen?
- Bewegung oder Ruhe?
- ein Gespräch oder eine Aktivität mit guten Freunden?
- oder etwas ganz anderes?

Wo im Körper spüren Sie diese Gefühle?

In welcher Form spüren Sie das Wort?

Wenn Sie zurückkommen wollen, nehmen Sie sich Zeit, atmen Sie tief ein und aus, bewegen Sie sich langsam wieder, strecken Sie sich, öffnen Sie langsam wieder die Augen. Nehmen Sie Ihre Gefühle und Ideen aus dieser Reise mit, lassen Sie diese nachwirken und überlegen Sie, was Sie davon gerne umsetzen möchten.

Reden als Erleichterung und Klärung

„Ich muss mir die Geschichte von der Seele reden" ist ein Satz, der von Betroffenen sehr oft zu hören ist.

Wir Menschen sind soziale Wesen und der soziale Kontakt läuft vorwiegend über die Kommunikation. Je mehr wir über belastende Ereignisse und Gefühle reden, desto größer sind die Chancen, dass wir unser Gedanken- und Gefühlschaos ordnen können.

Achten Sie einmal bewusst auf Ihre Rede: Wenn Sie über Ihren Schmerz sprechen, sind Sie dabei mit Ihrem Herzen und Ihrer See-

le verbunden? Was überwiegt in diesen Gesprächen – Leid, Wut, Traurigkeit, oder Sehnsucht, Liebe und Versöhnung?
Wenn Sie Kummer haben, sprechen Sie darüber. Erzählen Sie Ihre Geschichte, aber achten Sie auf Ihr Gefühl, wem Sie Ihr Vertrauen schenken und mit wem Sie Ihren Schmerz teilen wollen. In vielen Fällen ist die Familie oder der Freundes- und Bekanntenkreis ausreichend, um den Weg aus der Krise zu finden.
In anderen Fällen sitzt der Schmerz vielleicht doch tiefer und hängt eventuell noch mit einer Selbstwertproblematik oder mit tieferen Schichten Ihrer Lebensgeschichte zusammen. Dann empfehlen wir professionelle Hilfe!
In vielen Fällen hängt hartnäckiger Kummer mit der Liebe mit einem geringen Selbstwert zusammen. Wir werden unfrei und abhängig, lechzen nach Anerkennung und Wertschätzung von unserer Umwelt.
Frei sein heißt unabhängig sein. Je besser Sie mit sich selbst leben können, Ihre Wünsche, Bedürfnisse und Grenzen kennen und Ihr Leben danach ausrichten, desto besser werden Sie mit Trennungen umgehen. Haben Sie den Mut, Ihre Wünsche, Bedürfnisse und Grenzen zu achten!
Wahre Liebe zu leben, führt ebenfalls über uns selbst, das heißt, gehen wir mit uns selbst fürsorglich um und können uns selbst lieben, dann ist das eine wesentliche Basis für eine erfüllte partnerschaftliche Beziehung.
Die meisten Menschen suchen in einer Beziehung zu einem anderen Menschen die Liebe. Damit verlagern wir die Liebe nach außen – auf ein Objekt. Bevor wir uns aber auf andere Menschen einlassen und diese lieben, müssen wir uns auf uns selbst einlassen und uns selbst lieben.

Glaube, Religion und Spiritualität

Egal, welcher Religionsgemeinschaft Sie angehören, wenn Sie ein gläubiger Mensch sind, dann nutzen Sie diese Kraftquelle für Ihren Heilungsprozess.

Nutzen Sie die positiven Aspekte der Liebe in der Religion, wo der Wert der Liebe, das Mitgefühl und die Anteilnahme betont werden. Diese Werte beginnen primär bei Ihnen, nutzen Sie das als Anregung für Ihren Selbstwert, Ihre Religion und Ihre Spiritualität.
Die altruistische Liebe, die Liebe, die allen gilt, gilt demnach auch für Sie!

Dankbarkeit

Dankbarkeit und Liebe sind enge Verwandte. Wenn wir dankbar sind, begegnen wir dem Leben und den Menschen mit Liebe und bekommen Liebe zurück. In Krisenzeiten sehen wir alles durch die „Defizit-Brille", das heißt, wir sehen nur, was wir nicht haben, was wir nicht sind und nicht besitzen. Verlust und Mangel stehen im Vordergrund und verdrängen die Sicht auf das, was wir in unserem Leben haben und eigentlich schätzen sollten.

„Wir denken selten an das, was wir haben,
aber immer an das, was uns fehlt."

(ARTHUR SCHOPENHAUER)

Die Dankbarkeit zeigt uns den Weg zu unserem Reichtum. Denken Sie darüber nach, was Sie in Ihrem Leben schätzen, worüber Sie sich freuen und wofür Sie dankbar sind. Vielleicht bekommen Sie Lust, zum Thema Dankbarkeit ein Bild zu malen oder eine Liste anzufertigen.

Lachen ist die beste Medizin

Wenn wir Kummer mit der Liebe haben, neigen wir in der Regel dazu, das Leben durch die Brille der Ernsthaftigkeit zu sehen. Schaffen Sie Leidenspausen, schauen Sie Filme, die Sie zum Lachen bringen, lesen Sie Bücher, die Sie erheitern. Treffen Sie Menschen, die offen, gelassen und fröhlich sind, das kann außerordentlich ansteckend sein.

Die Gelotologie, die Lehre vom Lachen, besagt, dass Lachen unter anderem folgende positive Auswirkungen auf uns hat:

- Lachen wirkt gegen Schmerzen und Infektionen, indem es unser Immunsystem stärkt und unsere Stresshormone senkt.
- Lachen schüttet vermehrt Glückshormone (Endorphine) aus und löst Verspannungen. Mit dem Hochziehen der Mundwinkel richten wir uns automatisch auf und vermeiden eine traurige Grundhaltung. Bekanntermaßen wirkt sich unsere Körperhaltung auch auf unsere Grundstimmung aus.
- Lachen lockert nicht nur die Gesichtsmuskulatur, sondern auch unsere Gedankenmuster. Wir schaffen es leichter, den Widrigkeiten des Lebens zu begegnen und eine distanzierte Sicht zu den belastenden Situationen, den handelnden Personen und zu sich selbst zu bekommen. Diese neue Perspektive schafft neue Lösungsansätze.
- Forscher sagen dem Lach-Faktor sogar dieselbe erfrischende Wirkung wie einem Entspannungstraining nach.
- Fröhliche Menschen sind beliebter, kontaktfreudiger und strahlen Gelassenheit und Optimismus aus.

Also: Machen Sie Lach-Pausen, es lohnt sich auf Ihrem Weg in die Freiheit!

Natur

Nutzen Sie die Natur! Egal, ob Sie einen kurzen Spaziergang machen oder einen Berg besteigen. Achten Sie auf die Geräusche der Umwelt, den Duft der Pflanzen, die Farben, die Helligkeit und Klarheit, denen Sie überall in der Natur begegnen. Saugen Sie die Frische und Klarheit in sich auf. Bemerken Sie die Veränderung, die sich in Ihnen breit macht, egal wie leise und sanft Sie diese wahrnehmen.

Rituale

Nutzen Sie Rituale in Form von kleinen Zeremonien, um sich von Menschen oder Situationen zu verabschieden. Sie können diese auch zur Reinigung oder Erneuerung nutzen.

Verabschiedungs-Ritual

Wenn Sie Kummer mit der Liebe haben, können Rituale außerordentlich hilfreich für den Heilungsprozess sein. Im Falle einer Trennung vom Partner sind diverse Verabschiedungen, auch im Sinne von Beerdigen eines Lebensabschnittes, oft von großer Bedeutung. Sie können persönliche Dinge feierlich verschenken, vergraben, verbrennen, in einen Fluss werfen oder eine Verabschiedungs-Zeremonie veranstalten.

Reinigungs-Ritual

Wenn Sie das Bedürfnis haben, Ihre Wohnung auszuräuchern und zu reinigen, dann tun Sie das. Wenn Sie sich von einem Menschen, einem Lebensabschnitt oder einer kurzen Sequenz verabschiedet haben und Gegenstände, Räume oder sich selbst „gereinigt" haben, überdenken Sie ein Erneuerungs-Ritual.

Erneuerungs-Ritual

Sie können Rituale auch für Erneuerungsprozesse einsetzen. Als „Geburt" eines neuen Lebensabschnitts. Verkünden Sie feierlich den Beginn eines neuen Lebensabschnitts, teilen Sie Ihrer Umwelt mit, dass Sie bereit sind weiterzugehen, und tun Sie es auch. Lassen Sie Ihrer Phantasie freien Lauf!

Ausmisten

Neben Ritualen kann in Krisensituationen das Ausmisten einen Befreiungscharakter haben. Trennen Sie sich von belastenden Dingen, die Sie seit Ewigkeiten nicht mehr benutzen und nur noch abstauben, zum Beispiel Bücher, die Sie nie mehr lesen, oder Kleider, die Sie nicht mehr tragen. Sie können die Dinge verkaufen, spenden oder an liebe Menschen verschenken. Organisieren Sie einen Flohmarkt und trennen Sie sich von Ballast. Damit setzen Sie neue Energien frei!

Professionelle Hilfe kann helfen

Sie müssen den Kummer mit der Liebe nicht um jeden Preis alleine bewältigen!

Sie sollten sich um professionelle Hilfe bemühen, wenn ...

- Sie das Gefühl haben, dass Ihr Leidensdruck stetig wächst.
- Ihr Schmerz kaum oder nicht nachlässt.
- Sie immer tiefer in die Negativspirale abdriften.
- Sie zu keiner Erleichterung kommen oder keine Lösung finden.
- Ihre Umwelt Ihnen Erschöpfung und Hilflosigkeit rückmeldet.
- Sie Ihre Lebenslust verlieren.

Immer noch herrscht ein negatives Bild von Behandelnden und Beratern, welche die Silbe „Psych-" vor ihrer Profession stehen haben. Psych-ologe, Psych-iater oder Psych-otherapeut. Viele Menschen sagen sich dann oftmals: „Ich brauche keinen Psychodoktor, ich bin doch nicht gestört!"

Einen Therapeuten aufzusuchen bedeutet jedoch keinesfalls, dass Sie gestört sind, sondern lediglich, dass Sie in diesem Moment Ihres Lebens mit einem Störfeld zu kämpfen haben.

Viele von uns haben meistens kein Problem mit Familienangehörigen, Freunden, Bekannten oder Kollegen, ihre Probleme zu besprechen und zu analysieren. In vielen Fällen kommt es aber nicht zu der erwünschten Lösung oder Erleichterung. Meistens werden neue Ratgeber zu Hilfe gezogen, zusätzlich werden Bücher und Zeitschriften herangebracht. Die Qualen werden dadurch aber nicht immer geringer, manchmal kommt es lediglich zu einer Ausbreitung des persönlichen Leids auf das gesamte Umfeld.

Wer heilt, hat Recht! Wenn Sie mit Ihrer Familie oder mit Freunden zu einer Lösung kommen und Zufriedenheit finden, dann ist das wunderbar. Wenn Sie etwas lesen oder hören und so Ihren Seelenfrieden finden – noch besser! Wenn Sie aber in der Leidensspirale feststecken und kein Ausweg in Sicht ist, zögern Sie nicht und versuchen Sie es mit professioneller Hilfe.

Ärzte, Psychologen und Psychotherapeuten sind befähigt, therapeutisch zu arbeiten. Darüber hinaus gibt es viele Berufsgruppen, die beratend und begleitend tätig sind, wie zum Beispiel Lebensberater, Lebenscoaches, Kinesiologen oder Energetiker. Doch wer heilt, hat Recht, und es obliegt selbstverständlich Ihrer Entscheidung, an wen Sie sich wenden. Nur achten Sie ganz exakt auf Ihr Gefühl. Überlegen Sie sich auch, ob Sie eine Selbsthilfegruppe aufsuchen möchten, um sich auszutauschen, oder ob Sie das Einzelgespräch vorziehen. Eine wesentliche Frage ist auch, ob Sie mit einem männlichen oder weiblichen Therapeuten arbeiten wollen. Wo fühlen Sie sich besser aufgehoben?

Nach dem Erstgespräch wird Ihnen ein seriöser Berater Zeit lassen, um sich zu entscheiden, ob Sie weiter mit ihm arbeiten möchten. Er wird Sie über das Beratungs- oder Therapiesetting aufklären, nach Ihren Zielen und Erwartungen fragen und sich selbst und seine Arbeitsweise vorstellen. Eine Therapie ist ein Prozess, der auch Zeit in Anspruch nimmt. Eine Regelmäßigkeit in der Frequenz der Sitzungen ist notwendig, um einen Nutzen zu erzielen.

Beratung per Telefon, Mail oder sonstige Kommunikationsplattformen können niemals ernsthafte Therapiesitzungen ersetzen. Wenn ein Therapeut seriös arbeitet, wird er keine langfristige Telefon-Therapie anbieten. Dies kann als kurzfristige Erleichterung dienen und ein Sprungbrett für weitere Informationen sein, aber in den meisten Fällen ist dies kein Ersatz für eine Therapie.

Wie kommen Sie zu einem Therapeuten oder Berater?

Idealerweise kommen Sie über eine Empfehlung durch einen Arzt oder eine Ihnen vertraute Person zu einem Therapeuten oder Berater. Sehen Sie sich auch die Website des Therapeuten genau an. Wesentlich ist, welchen Ausbildungshintergrund der Therapeut vorweisen kann. Achten Sie auf Ihre Gefühle, wenn Sie diese Webseiten durchblättern. Achten Sie darauf, wo Sie sich angesprochen fühlen und wo sich ein angenehmes Gefühl breit macht.

Bei akuten Krisensituationen, wo schnelle Unterstützung erforderlich ist, gibt es diverse Kriseninterventionsstellen, die Ihnen

rasch weiterhelfen können. Handelt es sich aber um tiefer liegende Schwierigkeiten oder liegt bereits eine depressive Verstimmung bzw. eine Depression vor, suchen Sie bitte unbedingt einen Arzt, Psychologen oder Psychotherapeuten auf. Diese Fachgruppen sind dafür ausgebildet, mit klinischen Symptomen zu arbeiten.
Egal, an wen Sie sich wenden – nutzen Sie das Angebot der Professionisten. Sie haben so die Möglichkeit, an einem geschützten und anonymen Ort Ihre Trauer und Ihren Schmerz zu verarbeiten. Darüber hinaus haben Sie auch die Gelegenheit, Ihr Gedanken- und Gefühlschaos zu ordnen. Es ist ein Zeichen von Stärke, wenn Sie dazu bereit sind, an sich zu arbeiten und Neues über Sie selbst zu erfahren. Im Übrigen sind alle Therapeuten der Verschwiegenheit verpflichtet!
Zum Abschluss möchten wir Ihnen auf Ihrem Weg zur Selbstliebe das buddhistische Verständnis von Liebe mitgeben, welches die Grundlage für eine partnerschaftliche Liebe darstellt.

Heilung durch Selbstliebe

Buddha sagt: „Einen anderen lieben zu können hängt davon ab, ob Du Dich selbst lieben kannst. Lerne alleine zu leben. Verbringe jeden Tag genügend Zeit mit Dir alleine."
Immer wieder stoßen wir beim Thema Selbstliebe auf Irritation, Widerstand und oftmalig auf Unverständnis. Doch Liebe zu sich selbst bedeutet nicht Egoismus oder Gefühllosigkeit anderen Menschen gegenüber, es geht um einen liebevollen Umgang mit uns selbst, den wir Selbstfürsorge nennen.
Wie sollen wir für andere Menschen Mitgefühl, Fürsorglichkeit, Verständnis aufbringen und Liebe empfinden, wenn wir nicht in der Lage sind, uns diese Gefühle selbst zu geben?
Wenn wir für uns nicht Sorge tragen können, dann können wir es auch für andere nicht. Wenn wir selbst nicht glücklich und zufrieden sind, dann wird es auch ein Partner nicht schaffen, uns dauerhaft glücklich und zufrieden zu machen.

Selbstliebe ist ein äußerst wirksames Mittel gegen Gefühle der Einsamkeit und gegen mangelhaft ausgeprägtes Selbstwertgefühl. In dem Moment, wo Sie beginnen selbstfürsorglich und liebevoll mit sich selbst umzugehen, werden Sie Menschen in Ihr Leben ziehen, die ebenso fürsorglich und liebevoll mit Ihnen umgehen.

Die vier Merkmale der Liebe im Buddhismus

Liebende Güte oder Wohlwollen

Hier ist die Fähigkeit gemeint, eine andere Person wirklich glücklich zu machen und ihr Freude zu schenken. Menschen können leiden, obwohl wir die besten Absichten haben und sie glücklich machen wollen. Um eine andere Person zu lieben, müssen wir diese verstehen. Um eine andere Person verstehen zu können, brauchen wir erstens ausreichend Zeit, zweitens vollkommene Präsenz und Aufmerksamkeit, und drittens reelles Wahrnehmen der anderen Person.

Mitgefühl

Um einem Menschen helfen zu können, sollten wir ihn verstehen – sogar sein Leid. Verstehen zu üben heißt meditieren zu üben. Meditieren bedeutet, tief in das Herz der Dinge zu blicken.

Freude

Wenn in einer Liebesbeziehung keine Freude existiert, kann man nicht von wahrer Liebe sprechen. Wenn Sie sich ständig beklagen, leiden und traurig sind oder den geliebten Menschen leiden lassen, handelt es sich nicht um die wahrhaftige Liebe. Wenn wir dem Partner Leid zufügen, lieben wir ihn nicht wirklich.

Gleichmut oder Freiheit

Wenn wir jemanden wirklich lieben, dann lassen wir ihm den Freiraum, den er braucht. Wahre Liebe macht uns frei. Eine wesentliche Frage in einer Partnerschaft wäre: „Spürst Du ausreichend Raum in unserer Beziehung?“

Die Quelle der Liebe befindet sich in Ihnen und nicht im Außen. Die Liebe beschränkt sich nicht nur auf Menschen, die Liebe steckt in allen Dingen des Lebens. Wenn wir geliebt werden müssen, um uns liebenswert fühlen zu können, dann sind wir abhängig.

Das Glück der Gegenwart

Beruf, Erfolg, Reichtum können uns daran hindern zu lieben. Sind wir beruflich erfolgreich und verfügen über ansehnliche finanzielle Ressourcen, sind wir bestrebt, diese zu bewahren und zu vermehren. Wir investieren dafür eine Menge Zeit und Energie.
Gier, Hass und Verblendung treiben immer mehr Menschen in die Verzweiflung. Neid, Konkurrenzdenken, Konflikte, Eifersucht und andere destruktive Gefühle treiben uns an und wir leiden. Darüber hinaus wird unser Leid durch ständige Auseinandersetzungen mit der Vergangenheit und der Zukunft genährt, gleichzeitig aber vernachlässigen wir die Beschäftigung mit der Gegenwart.

„Die Vergangenheit ist Geschichte,
die Zukunft ein Geheimnis
und die Gegenwart ein Geschenk."

(UNBEKANNT)

Der gegenwärtige Moment ist die wertvollste Zeit, die wir haben, denn die Gegenwart ist der Moment, in dem unser Leben stattfindet. Wir sind zwar körperlich anwesend, aber geistig befinden wir uns manchmal schon wieder ganz woanders. Die körperliche und geistige Verbundenheit fehlt und die Verzweiflung wächst, weil wir der Vergangenheit nachtrauern, mit ihr hadern und die Zukunft nicht erwarten können.
Achtsames Ein- und Ausatmen vereinigt Körper und Geist. Wir sind sofort im gegenwärtigen Augenblick. Ruhe stellt sich ein.
Nehmen wir an, Sie sitzen mit Freunden zusammen und führen ein Gespräch. Sie können sich aber nur schwer darauf konzentrieren, weil gerade Ihr Telefon läutet und Sie schon wieder dabei sind,

einen Termin auszumachen, oder weil sich Ihre Gedanken mit Ihren Sorgen, Ängsten und Sehnsüchten beschäftigen.
Der wichtigste Moment in Ihrem Leben ist der jetzige, und der wichtigste Mensch ist der, der diesen Moment gerade mit Ihnen teilt. Das wertvollste Geschenk, das wir einem anderen Menschen machen können, ist Folgendes:

- unsere vollkommene Anwesenheit,
- unsere ungeteilte Aufmerksamkeit,
- unser Verständnis und Mitgefühl für ihn.

Erich Fromm schreibt, dass Liebe eine Kunst ist, die wir lernen müssen. Im Buddhismus bedeutet Liebe Training.

„Wege entstehen dadurch, dass man sie geht.“

(FRANZ KAFKA)

Schlagen Sie den Weg der Selbstliebe und Selbstfürsorge ein, und schneller als Sie sich vorstellen können, wird Ihr Heilungsprozess vorangehen. Sie werden widerstandfähiger gegen jeglichen Kummer mit der Liebe.
Menschen, die durch Lebenskrisen gegangen sind und diese bewältigt haben, gehen als „neuer Mensch“ mit Stärke und Weisheit aus diesen Geschichten hervor. Sie verdrängen Ihren Schmerz nicht, sondern nehmen ihn an, integrieren ihn in die eigene Lebensgeschichte und gehen weiter.
Und wie schon Oscar Wilde sagte:
„Sich selbst zu lieben, ist der Beginn einer lebenslangen Romanze.“

Oder frei nach Pippi Langstrumpf:
„Ich mach’ mir die Welt, wie sie mir gefällt!“

Wir wünschen Ihnen auf Ihrem Weg der Selbstliebe viel Zuversicht, Kraft, Mut und Durchhaltevermögen.

Danksagung

Der größte Dank gebührt den vielen Menschen, die mir ihr Vertrauen schenken und ihre Liebes- und Leidensgeschichten erzählen. Diese Geschichten berühren und inspirieren mich sehr. Diese Erfahrungen waren ausschlaggebend für die Praxisgründung und in weiterer Folge auch dafür, dieses Buch zu schreiben.
Herzlichen Dank auch an Dr. Hans-Peter Weidinger für den Raum, den er der Liebeskummerpraxis zur Verfügung gestellt hat. Mit seiner Weisheit, Kompetenz und Herzlichkeit hat er dieses Buch sehr unterstützt.
Besten Dank an Heinz Eichinger für die Wegbegleitung bei der Gründung der Liebeskummerpraxis. Seine jahrzehntelange Erfahrung als Gestalttherapeut, sein umfassendes Wissen über Buddhismus und seine Menschlichkeit waren eine wertvolle Quelle für dieses Buch.
Besonderer Dank gilt meinem Lebensgefährten, Gerhard, für sein Verständnis, seine Gelassenheit und seine Liebe während der Zeit, in der dieses Buch entstanden ist.

BIRGIT MAURER

Vielen Dank auch an Mag. Elisabeth Lippnegg und Mag. Julia Braunecker für die Überprüfung des Textes auf Plausibilität und Verständlichkeit.
Dank auch an Sabrina Feusi für einige wertvolle Ideen und Hinweise.

DIETER KRAINZ

Wir danken auch Barbara Köszegi für das Angebot einer Autorenschaft. Ihre Ermutigungen, kritischen, klugen und humorvollen Kommentare leisteten einen wesentlichen Beitrag zu diesem Buch.
Vielen Dank an Mag. Vanja Rusnov und Mag. Martin Scheriau für das Verlegen dieses Buches bzw. die damit verbundene wichtige Pressearbeit.
Dank auch an Doris Schwarzer für ihren Beitrag als Lektorin und ihre klugen und wertvollen Anmerkungen.

Herzlichen Dank besonders an unsere Familien und Freunde für ihre Motivation und Nachsicht, da wir während des Verfassens des Buches nur sehr selten anzutreffen waren.

BIRGIT MAURER, DIETER KRAINZ